后浪

你好呀，更年期

〔日〕高尾美穗 著　潘姝臻 译

四川科学技术出版社

前言

大家好，我叫高尾美穗，是一名妇产科医生。

作为一家妇产科综合医院的副院长，每天我都会给许多患者看病。我擅长卵巢及子宫肿瘤的治疗，但临床研究领域比较广泛，包括月经不调、更年期综合征、不孕不育以及内分泌失调导致的身心障碍等多个方面。

之所以选择做一名妇产科医生，是出于一个愿望：我想让所有女性都能过得幸福。

和男性不同，女性的一生都会受到体内激素水平波动的影响。

自月经初潮以后，女性几乎每个月都要面对生理期的不适，如果怀孕了，身体还要承担孕育胎儿的重任。在生产后，体内的女性激素[①]水平会一度骤降至接近于零；在哺乳期，女性激素的分泌也会一度停止；临近更年期的女性，其体内的女性激素水平会在波动中逐渐下降，激素分泌的变化会给女性带来很多烦恼。

① 指雌激素（estrogen）和孕激素（progestogen）。——编者注

男性体内的雄激素水平也会发生波动，但并不会像女性一样强烈。女性激素分泌的变化，加上女性在妻子和母亲等角色的切换中身份和立场发生的巨大转变，给女性自身带来的影响也会更加明显。

“日本约1.2亿人口中就有6 000多万是女性。要是能让日本半数以上的人口都能获得幸福，那可真是棒极了！”

怀揣着这样的想法，我成了一名大学附属医院的医生，接诊了很多患者，这也让我认识到了一件很重要的事情。

我所在的科室是妇产科，接诊的病人不仅包括会随时分娩的孕妇，还有癌症等重大疾病的患者。

“好不容易怀上孩子，结果查出有宫颈癌，最终不得不终止妊娠。”“没有及时治疗子宫的异常出血，最后发展成了卵巢癌。”“我的妻子年纪轻轻就得了乳腺癌，在孩子上小学的时候就撒手人寰。”……这些令人遗憾的真实案例没有一天不给我带来冲击。“如果她们能早点儿来看病就好了”“如果能向她们多普及一点儿女性疾病知识就好了”——作为医生，我时常体会到一种无力感。

大约在8年前，我决定不再被动地坐在医院里等待患者前来就诊，而是主动地给大家提供更多的医疗知识。现在，我是一名妇产医院的医生，而我的座右铭是：不要“原地等待”，要“主动普及”。我想要从妇产科医生、运动医学医生、工会医生、瑜伽教练等多重身份的视角出发来关注女性健康。

除了面对面的诊疗，我还想从“医学、瑜伽、运动”这三个方面提供更多信息，帮助女性朋友们提前掌握更年期阶段必备的健康知识，更好地迎接未来。

所以，我撰写本书的目的在于将这些健康知识传达给有需要的女性。

女性的健康与女性激素息息相关。

当卵巢功能衰退，女性激素的分泌几乎停止时，月经也会停止。对于女性而言，通常可以将绝经前后共10年左右的时间称为更年期。

人们开始关注更年期也就是近20年的事。在历史上，由于很多因素的影响，很多女性还没有迎来更年期，生命就已经结束了。

反观现在，日本女性的平均寿命已超过87岁，可以说进入了百岁人生时代。然而卵巢的“寿命”却依旧未变——其主要“工作时间”为女性10～50岁之间的40年。也就是说，在绝经后，女性要在没有女性激素滋养的情况下继续生活近50年。

虽然生活方式疾病、骨质疏松症、癌症和心理问题的患病风险在更年期后会大大增加，但只要事先了解这些疾病并采取适当的预防措施，就能最大限度地确保在接下来的人生中依然可以保持健康。

对于正受更年期困扰的女性，一定要接受对症治疗。不要抱着“就是更年期罢了，还能有什么解决方法”之类的想法，现在早已不是忍耐就好的时代了。

本书将会一一回答“绝经的征兆是什么?”“在更年期身体会出现什么样的症状，要持续到什么时候?”“绝经后就不算是女人了吗?”“雌激素可以补充吗?”等问题，并尽可能详细地说明女性应该如何顺利度过绝经前后的这10年时间。

书中关于饮食、运动、自我保健方法和医药等方面的知识和小窍门，即使是一两点也好，请大家不妨在生活中试一试。如果能够以这本书为契机，让大家开始为未来的健康做好准备，这于我而言将是至高的荣幸。

目 录

第1章

绝经前需要知道的事

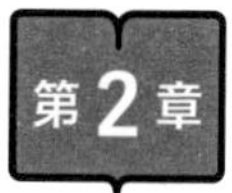

缓解更年期症状的自我保健法

第3章

调节自主神经系统，锻炼盆底肌

第4章

妇科的正确打开方式

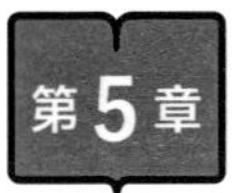

通过自我保健远离常见疾病

第6章

人生发生重大改变!为绝经之后的生活做好准备

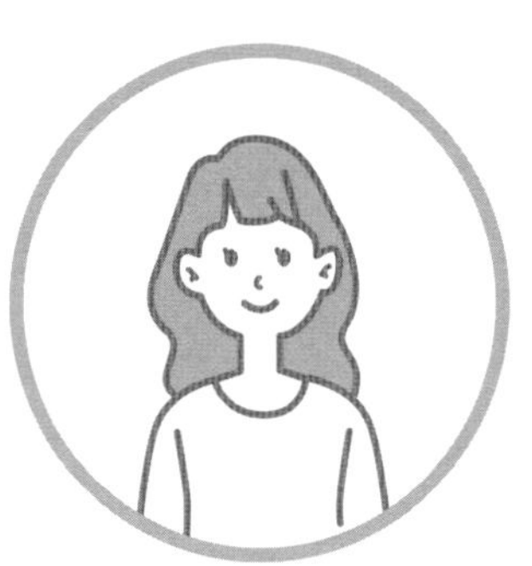

绝经前及绝经后

绝经期的路线图

50岁左右

很多女性在50岁左右会出现绝经。在绝经前后的两年间，身体难以适应女性激素分泌骤减带来的变化，不适感几乎达到了顶峰。

55岁左右开始

在这一时期，女性体内的激素水平趋于稳定，但骨量开始下降，生活方式疾病的患病风险也开始增加。因此，为下一阶段提前做好准备十分重要。

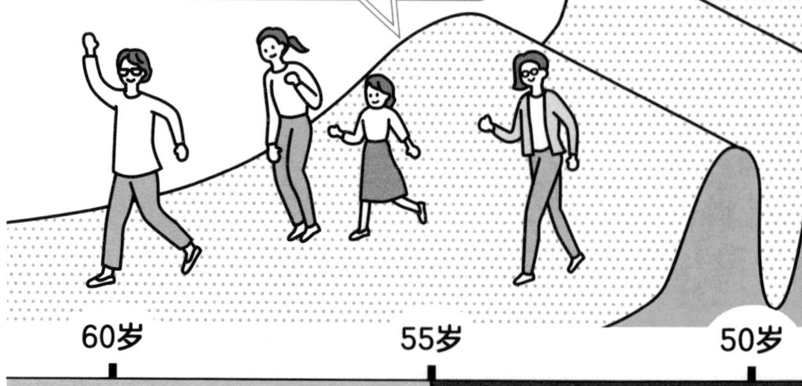

40～49岁是女性人生中的重要转折时期。特别是在45岁以后，随着体内女性激素分泌量的骤减，许多女性都会出现各种身心不适的烦恼。下面让我们一起来学习一下在百岁人生时代里保持健康的秘诀吧！

从45岁左右开始
女性激素的分泌量急剧减少，会导致身体出现各种不适。如果发现月经开始变得不规律，那么或许是要进入更年期了。
女性激素的变化
45岁
40岁
更年期前

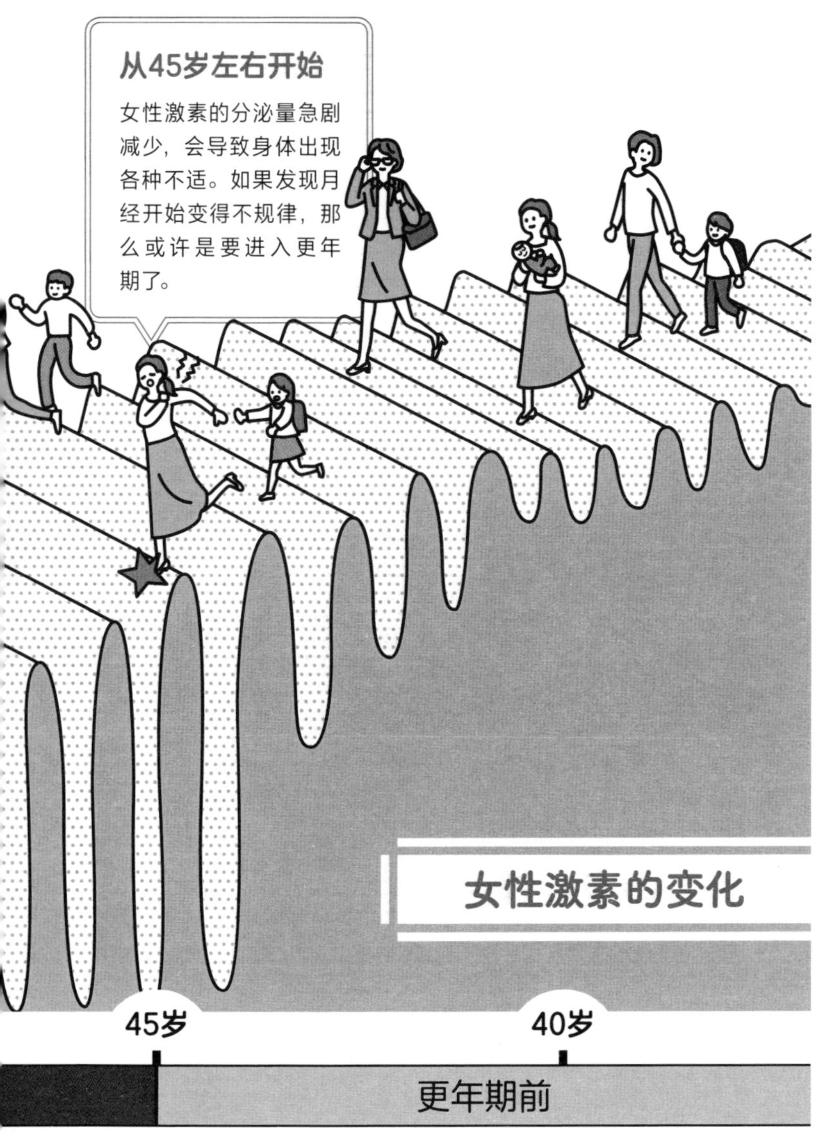

这些症状会突然出现！

事先了解更年期的主要不适

□脸红

□上火（潮热）

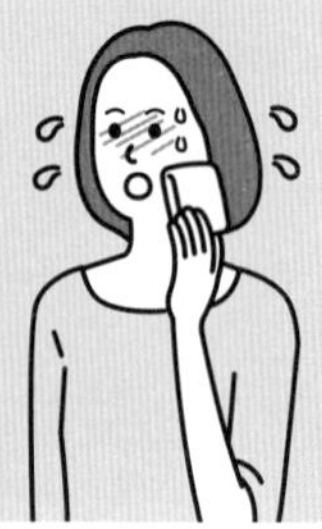

□头痛　□肩部僵硬

□颈部僵硬

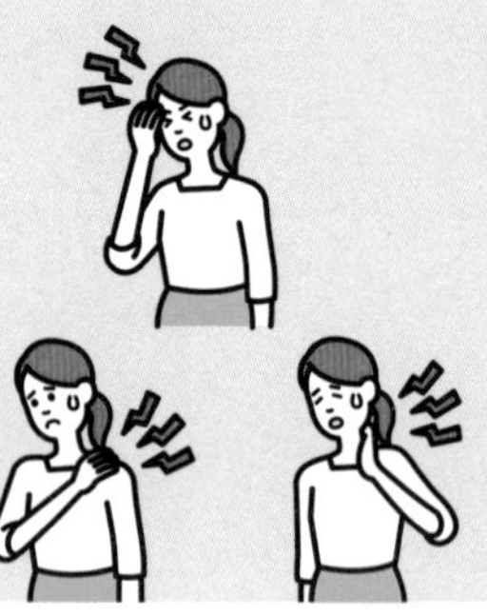

□烦躁

□易怒

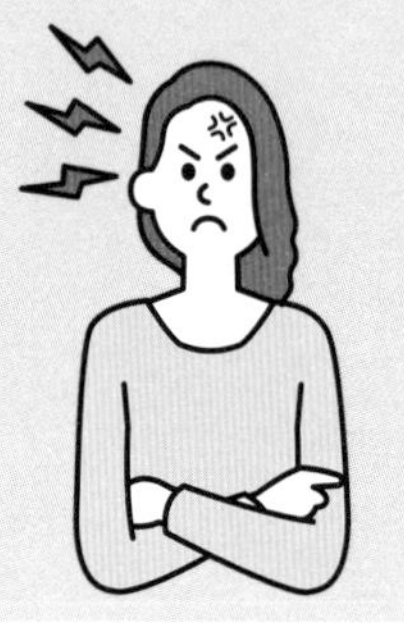

□抑郁

□情绪低落

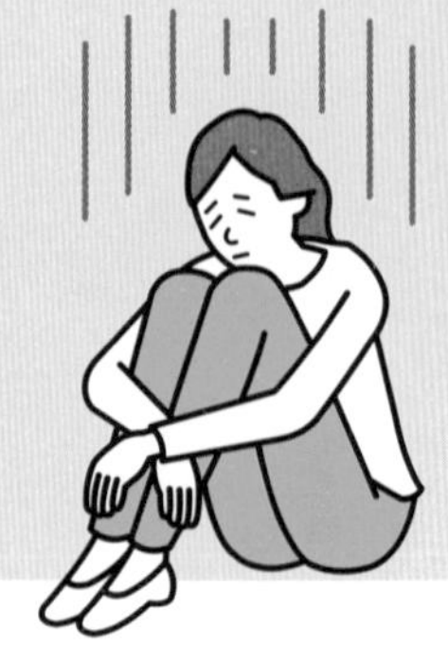

进入更年期后，随着卵巢功能的衰退，女性的身体会出现各种各样的不适症状。下面让我们一起了解一下更年期女性身体会发生哪些变化，以及不适症状产生的原因。

□失眠
□关节痛
□手指僵硬
□腰痛
□色斑
□皱纹
□白发
□脱发
□漏尿、尿频等
泌尿系统问题

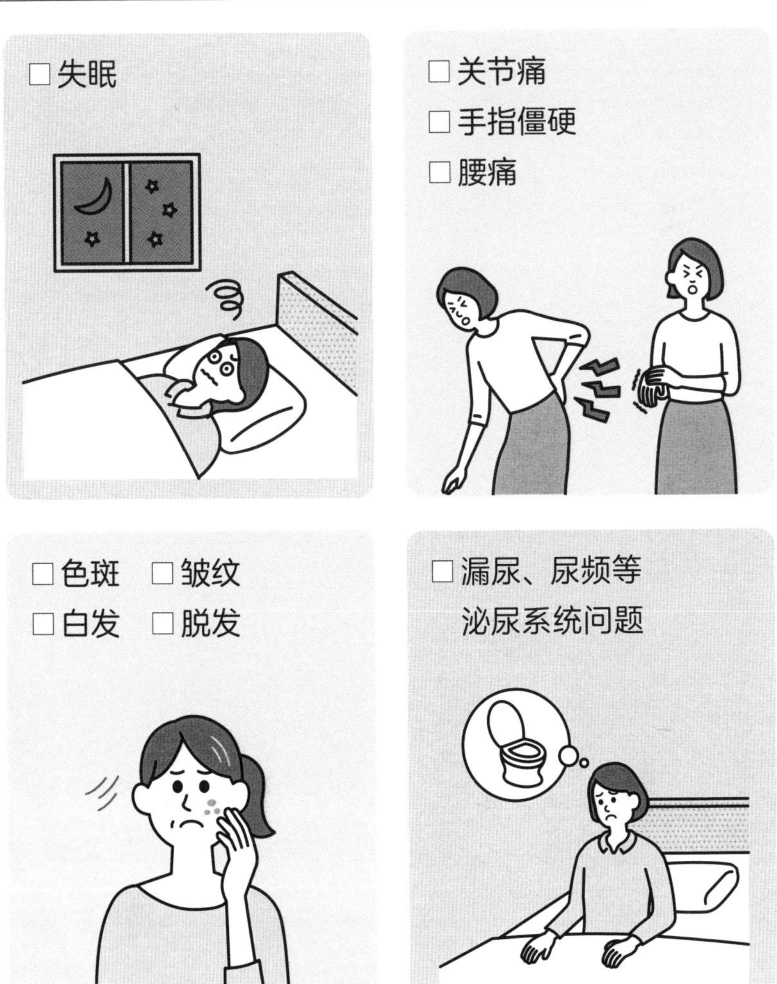

第2章

STEP.2

有助于轻松度过更年期的自我保健

饮食和睡眠

摄入富含蛋白质及
膳食纤维的均衡饮食

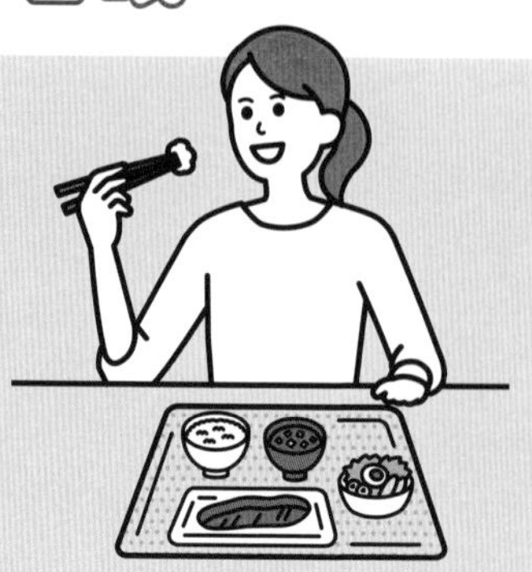

第3章

STEP.3

重要！

通过运动调整身心

每天5分钟的
“悠乐瑜伽”

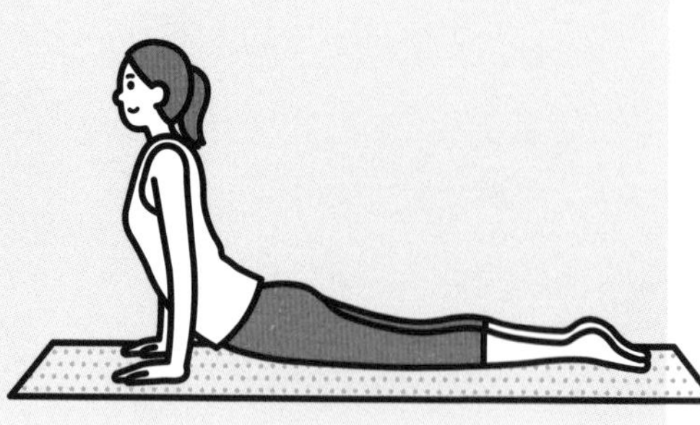

我们可以通过调整日常生活习惯来缓解更年期的各种不适症状。均衡的饮食是健康的基础，除此之外，也要注意保证睡眠质量。

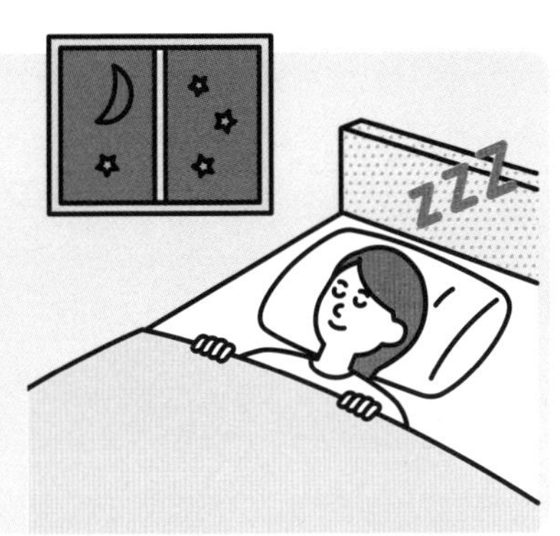

通过良好的睡眠来
调节自主神经系统

适当的运动对于健康来说不可或缺。将能够调节自主神经系统、锻炼盆底肌的瑜伽与健走等运动融入日常生活中吧！

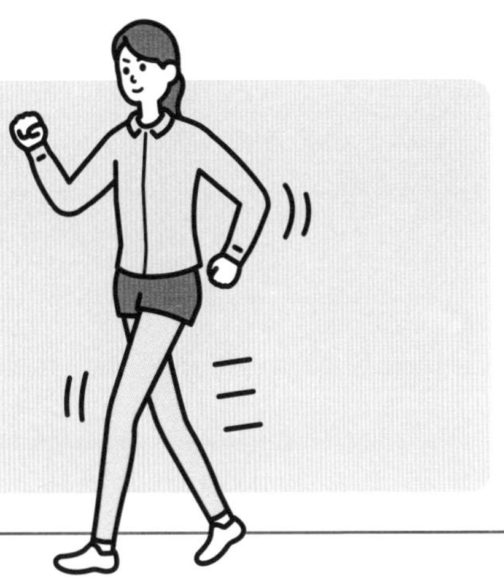

通过健走来
促进血液循环

第4章

STEP.4

出现难受的症状要去医院治疗

妇科的更年期治疗方法

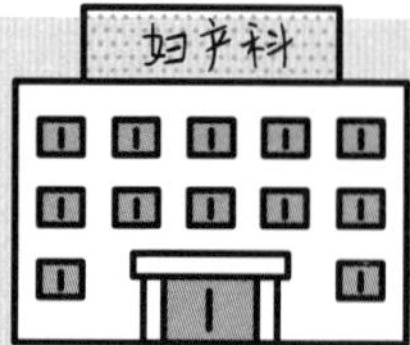

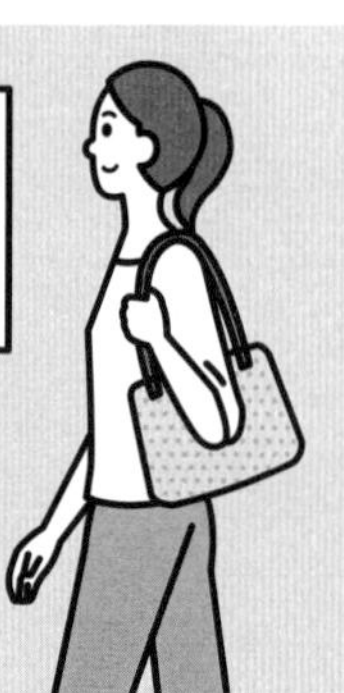

主要治疗方法是“激素替代疗法”

第5章 第6章

STEP.5

保护自己远离常见疾病

为更年期后的生活做好准备

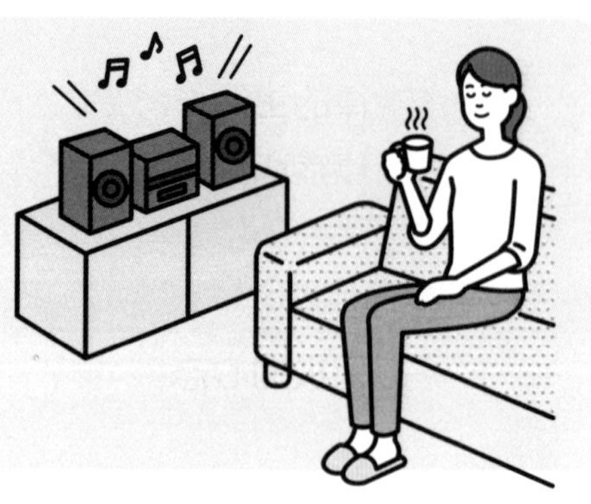

接受身心变化，迈入下一阶段

在调整生活习惯的同时，如果令人难以忍受的症状仍然持续存在，请不要继续忍耐，及时去看妇科医生吧！可以遵医嘱接受激素替代疗法或中医治疗。

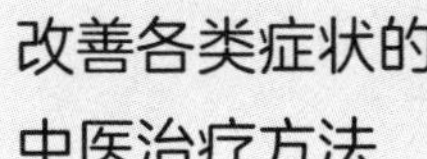

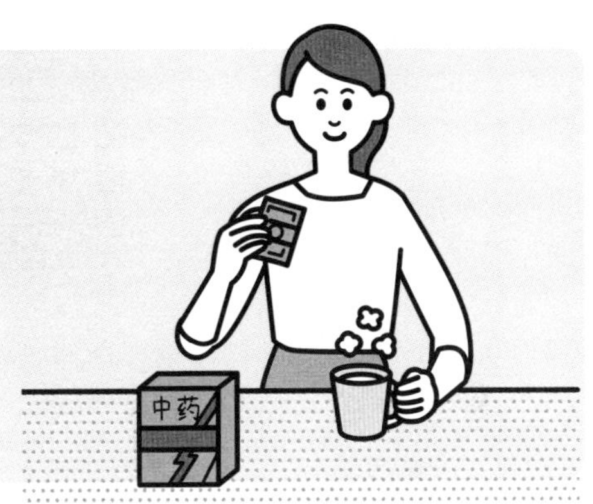

绝经后，骨质疏松症、生活方式疾病、癌症等疾病的患病风险会升高。本书将会讲解进入更年期后，女性应该如何做好准备，轻松迎接未来的人生。

- □有规律的生活作息是健康的基础
- □预防癌症和生活方式疾病
- □定期体检，检查身体状态
- □经常锻炼
- □保持积极的心态

第1章

绝经前需要知道的事

关于更年期的一切

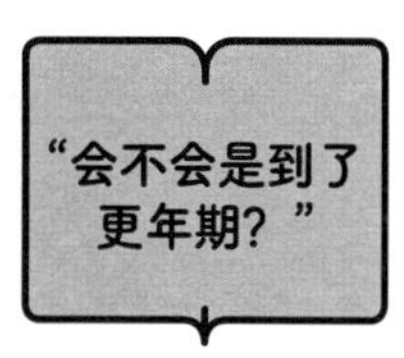

了解更年期、更年期症状、更年期综合征和绝经的区别

巧妙地应对女性激素水平的波动

由卵巢分泌的雌激素是在女性一生中起着重要作用的女性激素。在女性的一生中，身体只在特定的40年左右的时间里分泌雌激素。

在10～20岁期间，女性的卵巢一旦发育成熟，其体内雌激素的分泌量就会迅速增加，接着就会迎来月经初潮。雌激素分泌的高峰期是20～35岁，即女性身体的成熟期。在此期间，大多数女性也会先后经历升学、恋爱、就业、结婚、生子、育儿等人生阶段的重要变化。

从35岁开始，女性体内雌激素的分泌就会逐渐开始减少。等到45岁之后进入更年期时，女性体内的雌激素水平更是急剧下降。女性在绝经前，体内的雌激素水平会出现剧烈波动，在绝经后其雌激素水平甚至会低于男性，并且之后会一直稳定在这一水平。

随着雌激素水平的变化，女性的身心状态都会发生改变。

“更年期”“更年期症状”“更年期综合征”“绝经”这几

"更年期"指绝经前后共10年左右的时间

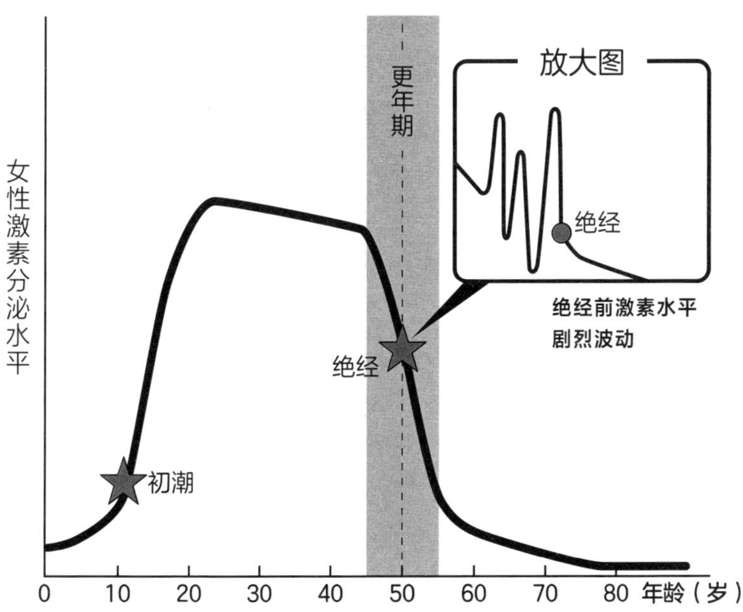

当卵巢功能衰退时，由卵巢分泌的女性激素水平就会下降。与此同时，身体会出现各种各样的不适症状。对于女性而言，通常认为更年期就是指从绝经前的5年（激素分泌刚开始减少）到绝经后的5年（激素稳定在低水平状态）之间的时间。

个词看着相似，其含义却各有不同。接下来让我们一起看看它们的定义。

◇ 更年期

对于女性而言，通常认为更年期指的是绝经前后共10年的时间。这是一个为期10年的过渡期，在这个阶段，女性体内的雌激素会从正常分泌逐渐转变为停止分泌。

在日本，女性绝经的中位年龄是50.54岁。可以简单地理解为，如果某位女性的绝经发生在50岁，那么其更年期就从45岁左右开始。

每个女性都会迎来更年期。那些自称“从来没有经历过更年期”的女性，实际上可能只是“从来没有出现过更年期症状”。

◇ 更年期症状 · 更年期综合征

在更年期，反复出现的雌激素水平剧烈波动、不断降低，使得女性的身体容易出现各种不适。这些不适统称为“更年期症状”，包括被称作潮热的异常出汗现象、烦躁不安、失眠以及手脚发冷等。大约有六成女性会出现以上症状，其余四成女性在更年期则只会出现月经周期紊乱以及绝经等变化。

在出现更年期症状的女性中，又有不到三成的女性症状会较为严重，如果不去医院接受治疗就会严重影响日常生活，种情况则被称为“更年期综合征”。

◇ 绝经

所谓绝经，指的是月经完全结束的状态。一般来说，“持续一年没有来月经”就可以视为出现了绝经。例如，如果某位女性自从去年11月份来月经后，直到今年的11月份月经都没有再来，那么就可以视作从去年11月份开始绝经。

如果在这一年间月经又来了，那么就要从当月开始观察之后12个月的情况，重新开始计算。一般来说女性最晚的绝经年龄是56岁。因为每个人的绝经年龄不同，所以在绝经之前无法估算更年期将于何时开始。实际上，也有人会在40～45岁绝经，那么她们的更年期则开始于35～40岁。

女性绝经后卵巢机能衰退，卵巢将逐渐停止分泌雌激素。

此外，如果在40岁之前持续一年以上的时间没有来月经，则很有可能是“卵巢早衰”。但如果停经是在40～45岁之间发生，那就可以看作是绝经。要注意区分这两种情况。

癌症治疗或者是手术切除子宫、卵巢后引发的绝经则被称为“人工绝经”。

40 岁之后，这些症状预示着更年期的到来

开始出现月经不调、易疲劳以及衰老

更年期开始的时间需要通过绝经时间来倒推，在绝经前无法准确判断什么时候会进入更年期。所以即使在40岁之后还未绝经，最好也要有心理准备，问问自己“是不是已经进入更年期了”“这是不是更年期的症状”等。

进入更年期最明显的标志就是月经不调。这种不调可能表现为一直以来都很规律的月经突然好几个月不来或推迟半个月才来，经血量比原来有所减少或增加，或者经期时间变长或变短等。

除此之外，更年期女性还会出现肩部僵硬、腰痛、失眠、烦躁、抑郁、潮热、发冷等各种症状，个体之间也存在较大差异。

更年期症状可以分为生理层面的症状和心理层面的症状两种。

随着年龄的增长，白发、老花眼、脱发以及发量稀少等生理症状很容易让女性感觉到自己的衰老。生理层面的症状中

更年期的主要不适症状和绝经年龄

令人烦恼的症状

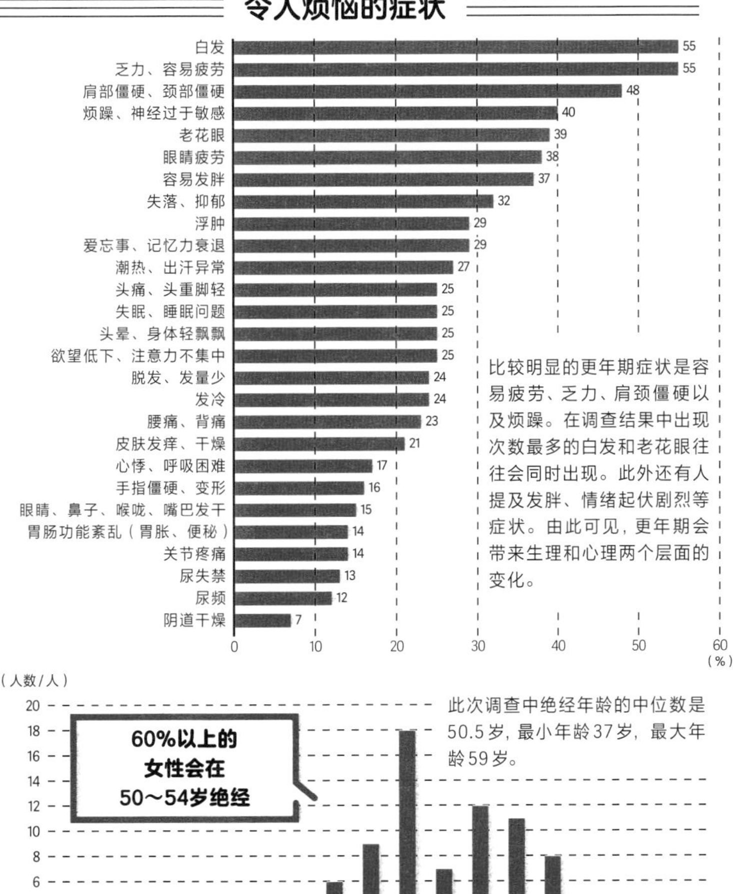

比较明显的更年期症状是容易疲劳、乏力、肩颈僵硬以及烦躁。在调查结果中出现次数最多的白发和老花眼往往会同时出现。此外还有人提及发胖、情绪起伏剧烈等症状。由此可见，更年期会带来生理和心理两个层面的变化。

此次调查中绝经年龄的中位数是50.5岁，最小年龄37岁，最大年龄59岁。

※调查数据源自世界文化社《对身体好的事》一书中“关于更年期的调查问卷”（实施于2021年6月。回答人数278人，其中已绝经人数为93人）。

最常见的是上火和潮热，个体主要表现为突然间脸部发热、止不住地大量出汗等。

简单来说，这是激素水平紊乱引发自主神经系统失调，从而导致控制血管收缩和扩张的功能出现了异常。具体会在后面讲解。

除了生理层面的症状，很多女性还会出现一系列心理层面的问题，例如易怒、神经过敏、抑郁等。更年期女性更容易出现上述症状。

40～49岁的女性往往处在肩负多重生活角色的人生成熟期。这个时期的女性通常会在婚姻、育儿和工作等方面付出较多时间和精力。

在这一转折期，周遭环境也会发生变化。例如，尽管父母努力抚养、教育孩子，但有些孩子还是在青春期出现了叛逆；或者长大后的孩子成家立业，父母回归二人生活，家庭关系发生了很大的变化。

若是单身女性，可能一直以来都是处在事业上升期，结果现在体力下降，无法像之前一样将全部精力投入工作中；或者面临跳槽、职位变动等工作环境的变化，也可能会感到迷茫。

此外，当今社会的晚婚晚育观念使得女性40多岁才生育也不再是稀奇事，也会有不少女性虽然已经进入了更年期，体力开始下降，但仍然要全力照顾孩子。

随着年龄的增长，性生活的频率可能会逐渐降低。有些女性在和丈夫的相处中很难再感到自己具有女性魅力，因而内心会感到失落。

综上所述，更年期女性需要同时面对身体和环境上的变化，这也是诱发更年期症状的重要原因。

对于女性由于年龄增长而出现的身心不适，其实是有很多办法进行缓解的。从下一章开始，本书将介绍改变生活习惯、自我保健、妇科治疗等具体方法。

接触过很多女性后，我感到女性们真的过于拼命。那些为了家人认真努力地活着，想要给周围人带来光与热的自我牺牲型女性，更年期症状往往会更加严重。

更年期是一段很好的人生复盘期，可以回顾过去，了解自己的健康状态，梳理自己的人际关系，因此，要注意身体健康，好好关爱自己。

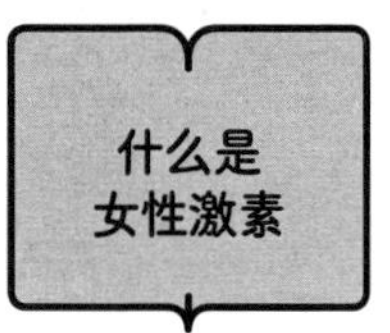

巧妙协作的两种女性激素

卵巢接收大脑指令，分泌雌激素和孕激素

女性激素分为“雌激素”和“孕激素”两大类，二者都以胆固醇为原材料，由卵巢分泌。

给卵巢下达分泌女性激素指令的是下丘脑。下丘脑就像一个巨大的控制中心，除了控制激素分泌，还可以调节自主神经系统和免疫系统，让人体在无意识下身心都能保持舒适状态。

首先，位于下丘脑下方的垂体接受下丘脑的指令分泌促性腺激素。促性腺激素包括“卵泡刺激素（FSH）”和“黄体生成素（LH）”。

接着，促性腺激素随血液被运送至卵巢，促使卵巢产生雌激素和孕激素。

两类激素调节着女性的身体

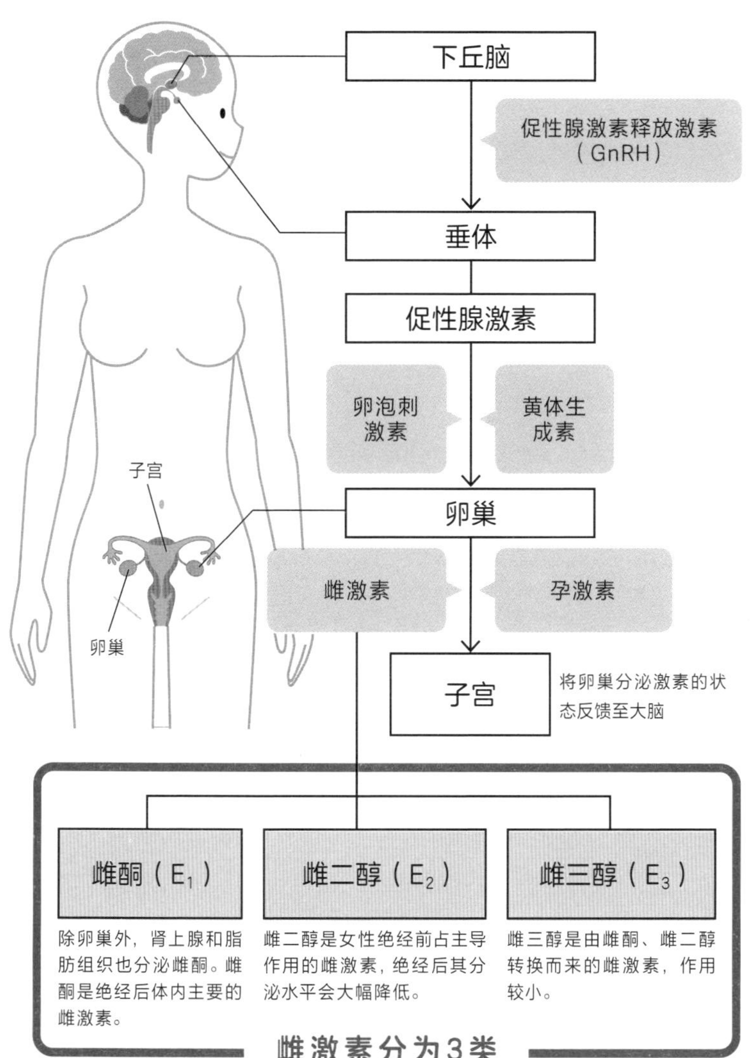

雌激素分为3类

雌酮（E_1）

除卵巢外，肾上腺和脂肪组织也分泌雌酮。雌酮是绝经后体内主要的雌激素。

雌二醇（E_2）

雌二醇是女性绝经前占主导作用的雌激素，绝经后其分泌水平会大幅降低。

雌三醇（E_3）

雌三醇是由雌酮、雌二醇转换而来的雌激素，作用较小。

怀孕必需的雌激素和维持妊娠的孕激素

随着更年期临近，卵巢功能开始衰退

对于女性激素分泌这一过程，人体有相应的反馈机制。

由卵巢分泌的雌激素和孕激素将通过血液抵达大脑。下丘脑在识别到这两种激素后，再发出指令让垂体调节激素的分泌量。垂体收到指令后，如果激素水平过高，就会向卵巢发出信号“已经够了，可以减少一点儿”；而如果激素水平过低，就会发出信号“得再分泌一点儿”。女性的月经周期就是通过这种方式维持的。

通常在女性30岁之前，卵巢一旦接收到下丘脑的指令就能顺利分泌身体需要的激素。40岁之后，卵巢功能便会逐渐衰退，无法分泌充足的女性激素。这也是“卵巢是一个工作期限大约为40年的器官”这种说法的缘由。

在这个阶段，尽管卵巢功能发生了变化，但下丘脑却依旧发出了分泌女性激素的指令，结果卵巢执行状况不佳或完全没有回应。久而久之，下丘脑的功能也会下降，最终导致女性在身心层面出现各种不适。

更年期卵巢接收大脑的指示后执行状况不佳

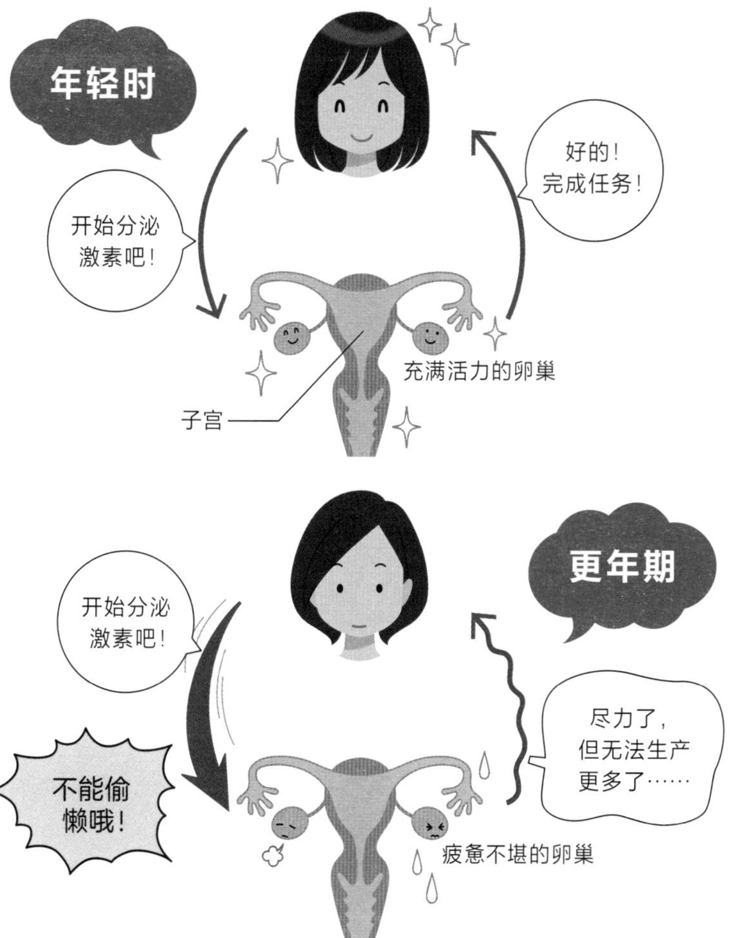

虽然大脑持续发出指令，但卵巢由于功能衰退，无法分泌出足够的激素。这种不协调状态会波及下丘脑，导致整个自主神经系统出现功能紊乱，身体也会出现各类不适症状。

以上就是更年期女性体内发生的变化。

雌激素具有使子宫内膜变厚来帮助受精卵着床以及保持乳房丰满、身材圆润、皮肤滋润、头发茂密等功能，从而让女性更具魅力。除此之外，雌激素还能强化骨骼和血管，给女性身体许多方面带来益处。

孕激素是一种促进女性受孕并维持妊娠状态的激素。孕激素只在排卵后分泌，当子宫内膜在雌激素的作用下变厚时，孕激素就会调节子宫内膜，帮助受精卵的着床和胚胎的孕育。女性之所以会在经期前出现浮肿、便秘、肌肤干燥等经前期综合征（PMS），也是孕激素作用的结果。

总而言之，女性在经期前后出现的各种身心变化主要是受到这两类激素的影响。

45岁之后，女性身体的妊娠功能便开始逐渐衰退。

容易相混淆的其他疾病

注意区分更年期综合征和重大疾病

注意！更年期综合征容易和甲状腺疾病等混淆

更年期综合征会在女性的生理、心理等各个方面表现出来，但这些症状究竟是由更年期引起的，还是由其他疾病引起的，常常难以区分。在这个年龄段，女性尤其需要每年都进行一次全面的体检。

在容易和更年期综合征混淆的疾病中，一个典型的例子就是甲状腺疾病。甲状腺激素分泌过多会引起“甲状腺功能亢进症”，其症状包括发热、异常出汗、心悸等。甲状腺功能减退则会引发“桥本甲状腺炎”，其症状包括情绪低落、乏力、发冷、皮肤干燥等。这两种疾病的症状都和更年期综合征的症状非常相似，因此很难区分。

同样，在这一时期也有人认为自己患了心脏病，但实际上只是更年期激素变化导致的心悸。

因此，普通人请不要自行判断，如果感觉不适就要去医院看妇科医生。如果体内有潜在的重大疾病，通过就医可以早点儿发现；如果确定不适只是更年期综合征的症状，也可以安心接受治疗来缓解症状。

与更年期综合征症状相似的疾病

更年期综合征症状		症状相似的疾病
不规则阴道流血	⇔	子宫内膜癌
汗流不止、消瘦	⇔	甲状腺功能亢进症（毒性弥漫性甲状腺肿等）
疲惫、寒冷、脱发、发胖、无力	⇔	甲状腺功能减退症（桥本甲状腺炎等）
潮热	⇔	药物副作用
心悸	⇔	贫血、心脏疾病、甲状腺功能亢进症
眩晕	⇔	梅尼埃病、脑部疾病
头痛	⇔	高血压
情绪低落、烦躁	⇔	抑郁症
关节痛、浮肿	⇔	风湿性关节炎、干燥综合征

通过更年期指数判断自身状况

症状的 4 个程度

处在更年期且不确定是否有必要去妇科做检查时，可以先使用更年期指数评估表（参见本书第18页）进行自我评估。在日本，很多医院的妇科都会参考更年期指数来给患者制定检查方案或判断治疗效果。

更年期指数将症状分为4个程度，每个人可以根据自己的实际情况选择，最终计算出总分。计算过程简单方便，建议每位适龄女性都做一下自评。如果总分超过了50分，那么最好去医院进行妇科检查，向医生咨询。

除了常见的更年期症状以外，手脚发冷和睡眠障碍也需要格外注意。如果发现自己有这两个方面的问题，最好也去医院的妇科接受检查。

此外，更年期指数也可以用于自我保健和治疗效果的评估。例如，适龄女性可以每3个月定期做一次自测，看看症状是有所改善还是更加严重。

通过更年期指数评估表来判断自身状况

症状	强	中	弱	无	分数
1 面部潮热	10	6	3	0	
2 容易出汗	10	6	3	0	
3 腰部、手脚发冷	14	9	5	0	
4 气短、心悸	12	8	4	0	
5 入睡困难、睡眠浅	14	9	5	0	
6 易怒、易烦躁	12	8	4	0	
7 闷闷不乐，有抑郁症状	7	5	3	0	
8 常常有头痛、眩晕、想吐的症状	7	5	3	0	
9 容易疲惫	7	4	2	0	
10 肩部僵硬、腰痛、手脚痛	7	5	3	0	
	总分				

程度的判断标准

强： 难以忍受，达到了影响日常生活的程度

中： 虽然能够忍受，但迫切想改善这种状态

弱： 有症状，尚且能够忍受

无： 几乎没有感觉

0～25分 能够轻松应对更年期。

26～50分 需要注意饮食并适当运动，放松心态。

51～65分 需要找医生接受生活方式指导、心理辅导以及药物治疗。

66～80分 需要半年以上的长期治疗计划。

81～100分 需要细致检查后制定治疗方案，进行长期治疗。

卵巢功能衰退

卵巢工作约40年后便会默默“退居二线”

在一定时期内辅助生育的器官

考虑到女性激素影响着女性的一生，所以最“女性化”的器官也许应该是卵巢，而并非子宫。卵巢是有“工作”年限的，约为从青春期月经初潮到绝经之间的40年。

卵巢位于两侧输卵管下方，通过一条细细的韧带与子宫相连。正如“卵巢”其名所述，在卵巢刚刚形成时，其中挤满了约200万个卵子的前身（即原始卵泡）。

自青春期月经初潮开始，卵泡逐渐发育成熟，之后每个月通常都会有1个卵子从卵巢内壁弹出卵巢，这就是排卵。

卵巢排出的卵子会进入输卵管，通过输卵管去往子宫。卵子在输卵管中遇到从阴道进入的精子，就可能会受精，形成受精卵。如果受精卵顺利着床，母体就会怀孕。

若最终未能成功怀孕，一个月后，变厚的子宫内膜就会随着月经周期剥离脱落，变成经血排出。

虽然卵巢在初潮前几乎不怎么发挥作用，但卵子数量随着个体的生长发育会不断减少。在青春期时卵子数量就会减少到约20万个，约为原来的十分之一，之后随着每个月的月经来潮逐渐减少。到35岁时卵子数量会减至约25 000个，此后依旧会继续减少；到绝经时，卵子数量会减少到仅有1 000个左右。因为卵子自一开始就是以“库存”的形式存在，因此随着年龄的增长，卵子不仅数量会减少，质量也会下降。

实际上排卵的过程也会对卵巢造成不小的伤害。

想象一下朝着一扇纸窗投掷网球，窗纸被撕破的样子。排卵时，卵巢也会受到类似的冲击，并且每个月都会经历一次这样的伤害。

虽然卵巢功能的个体差异较大，不能一概而论，但通常情况下，卵巢会比其他器官老化得更快，而其功能也在不知不觉中持续衰退。由于卵巢功能的衰退，女性到了35岁左右便逐渐开始难以受孕，35岁之后成功受孕的概率会大大降低，而到了40岁以后，受孕就会变得非常困难。

包括雌激素和孕激素的女性激素的分泌水平也会随着卵巢功能的衰退而下降。特别是随着雌激素水平的降低，女性的身体开始出现衰老的痕迹。随后，月经出现不正常波动，最终迎来绝经，卵巢功能衰竭。在此之后卵巢就会默默“退居二线”，体积也会渐渐缩小。

卵巢发生的以上变化都是自然现象，年龄增长带来的卵巢功能衰退也并不是健康问题。不过，提前了解卵巢在不知不觉中发生的变化很有必要。

值得一提的是，有些医院的妇科还有以备孕为目的的卵巢功能检查，检查方法是测定血液中抗米勒管激素（AMH）的水平。

AMH是卵泡在发育过程中分泌的激素，其数值越高，说明卵巢内的卵子越多，因此这项检查也被称为“卵巢年龄检查”。AMH的数值会随着年龄增长而下降，不过这是一项针对卵子数量的检查，并不能反映卵子质量，因此日本妇产科学会并不推荐将该项检测指标作为受孕可能性的参考，但目前除此之外也没有更好的方法。

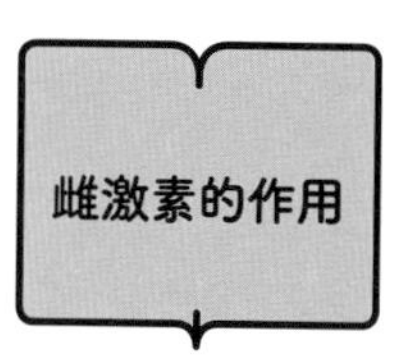

由内而外地提升女性魅力，保持女性年轻状态

绝经后身体告别雌激素，迎来新阶段

雌激素能够让女性拥有丰满的乳房、纤细的腰肢、光滑的肌肤以及充满光泽的头发，可以说是让女性保持美丽和年轻状态的激素。

雌激素可以促进胶原蛋白的产生，保持肌肤弹力和其中的水分，因此拥有水嫩又有光泽的肌肤也应当归功于雌激素。

除此之外，头发的浓密程度和发丝的粗细程度也和雌激素密切相关。女性进入更年期后，也许会发现自己有发量减少、脱发的迹象，这就是雌激素水平骤减所造成的。这种情况在很多生产后的女性身上也会发生。

雌激素不仅会影响女性的外貌，还会守护女性的身体健康。首先，分泌雌激素会降低体内胆固醇的水平，因为胆固醇是制造雌激素的原料。

简单来说，当卵巢分泌雌激素时会消耗胆固醇，让胆固醇水平一直保持在较低状态。当胆固醇水平较低时，也能够有效预防肥胖。

雌激素可以减少体内的“坏”胆固醇——低密度脂蛋白（LDL）的含量，增加“好”胆固醇——高密度脂蛋白（HDL）的含量，从而让二者维持在合适的水平。

雌激素还会促进身体分泌让血管保持弹性、关节保持灵活性的胶原蛋白。因此，体内雌激素的正常分泌，可以预防动脉硬化和关节疼痛。

雌激素还有保持骨骼强壮的作用。雌激素能够调节骨代谢的过程，保持成骨细胞和破骨细胞的平衡。

另外，雌激素也和女性心理状态的稳定有着直接关系。当雌激素分泌充足时，自主神经系统会处于良好的平衡状态，此时具有放松作用的副交感神经更容易占据主导地位。

人在面对压力时，大脑会释放特定的物质来平复情绪，5-羟色胺（血清素）就是其中一种。血清素可以调节体内节律，缓解失眠等症状。研究显示，血清素的分泌水平与雌激素的分泌水平成正比，因此当雌激素水平较高时，女性的心情通常也会比较稳定。

雌激素对大脑也具有影响，可以帮助人体维持观察力、记忆力等各项认知功能。

当雌激素维持在较高水平时，大脑会分泌更多的神经递质，例如与认知功能有关的乙酰胆碱、与欲望有关的多巴胺和激发干劲的去甲肾上腺素等，从而提高人的注意力，使人思维更清晰、更有创造力。

由于雌激素为女性身心提供了全方位的保护，不仅作用于外表，还有助于调节身心健康，因此，很多人都对更年期的到来持消极态度，认为更年期是女性一生的“终点”。诚然，当女性进入更年期后，卵巢功能衰竭，月经也会消失，雌激素对身体各方面的支援都不复存在。但与此同时，更年期也会给女性带来一些好处，比如更年期后，女性的身心都不会再受到女性激素水平波动的影响。

绝经前，月经来潮会让女性身心都受到雌激素和孕激素水平波动的影响，使她们在处理很多事情时，受到不稳定的身心状态的影响，从而导致结果与期望大相径庭。

绝经后，女性会进入一个平静、安宁的时期。女性的身体会从月经周期的激素波动中解放出来，使她们能够平静地安排、组织各类事务，更有希望取得好的结果，因此可以称之为“人生重启”的时期。若是能够把不再分泌雌激素这件事看作是身体的自然变化，或许就能以更平和的心态去迎接生命的下一个阶段。

守护女性的美丽与健康——雌激素的主要功效

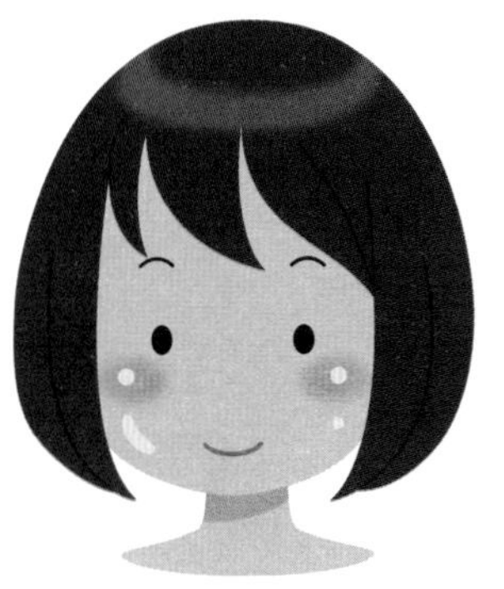

支持大脑功能

保持秀发光泽

保持肌肤水润

促进卵泡发育

稳定自主神经

增加子宫内膜厚度，帮助受孕

保持骨骼强健

维持血管弹性和关节灵活度

预防动脉硬化

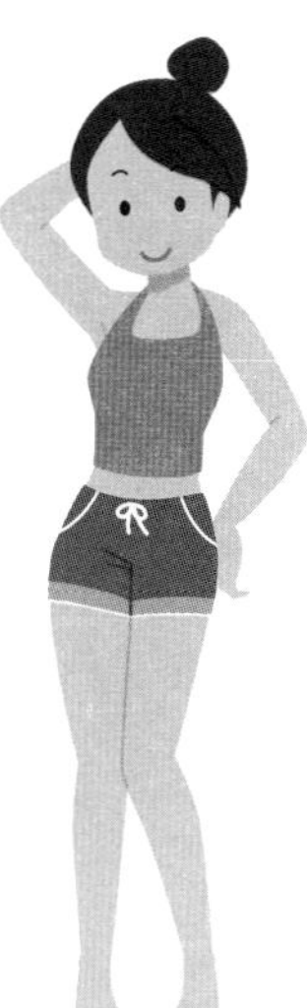

维持女性特征

促进代谢，预防肥胖

减少“坏”胆固醇的含量，增加“好”胆固醇的含量

女性激素水平的自查

卵泡刺激素水平上升，意味着绝经临近

绝经在一定程度上是可以预测的。

方法之一是去医院的妇科做检查，通过血液检查了解体内雌二醇和卵泡刺激素这两种激素的水平。雌二醇是雌激素中作用最强的一种激素，而卵泡刺激素是一种由垂体分泌的促性腺激素。我们可以把卵泡刺激素理解为一把手枪的“扳机”，扣动这个“扳机”就可以刺激卵巢分泌雌激素（参见本书第11页）。在月经正常的性成熟期，只需要稍微一点儿刺激就可以扣动“扳机”，卵巢就会分泌出大量雌激素，但更年期之后即便使用几倍的力量去扣动“扳机”，卵巢也只能分泌出少量的雌激素。随着年龄的增长，雌二醇水平逐渐降低，卵泡刺激素水平逐渐升高，这也是绝经来临的主要标志。

不过人体内雌二醇的数值往往波动较大，因此无法像卵泡刺激素一样可以准确预测绝经的时间。

当雌二醇水平下降到10 pg/mL以下，而卵泡刺激素水平上升到40 mIU/mL以上时，通常就可以诊断为绝经。

45岁之后，雌激素水平骤减

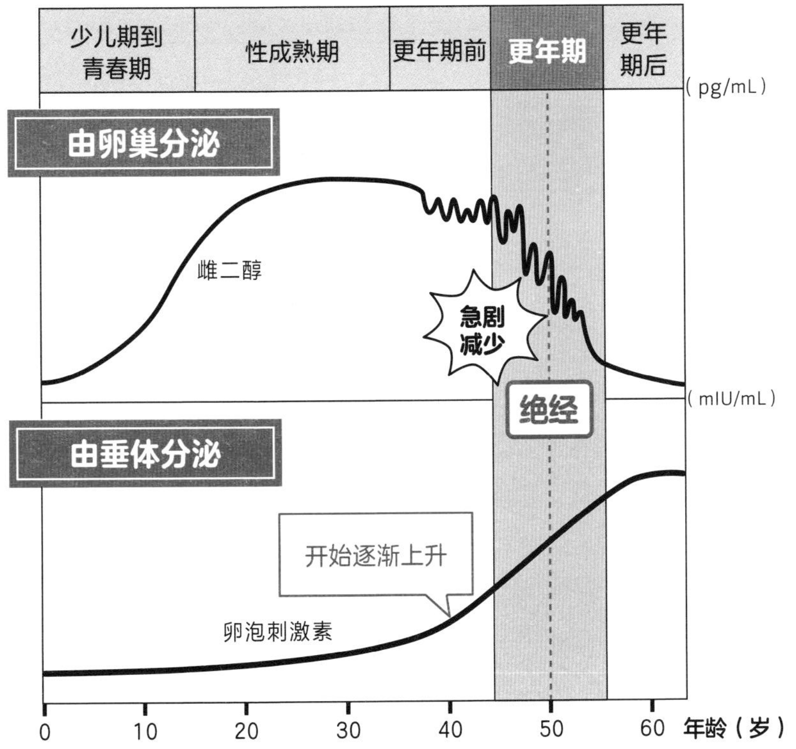

激素分泌水平本身并不会对身体产生影响，只有当激素分泌水平急剧变化时，才会导致身体出现各种不适。

还有一种通过监测基础体温（BBT）来判断激素分泌水平的方法。

所谓基础体温，指的是在机体静息状态下测得的体温。基础体温是人体消耗最低能量来维持生命时所需的温度，通常在清晨刚醒来且尚未起床时测量。要用能够精确到小数点后两位的温度计来测量口腔温度。每天坚持测量基础体温并将其绘制成表格，在一段时间后就能够自测体内的女性激素是否处于正常分泌的状态。

女性的基础体温分为“低温期”和“高温期”。通常在排卵期后，随着孕激素（黄体酮）的分泌，体温会微微上升。

女性通过坚持记录基础体温数值，就能够清楚地看到自己在一个月经周期内从低温期到高温期的体温变化情况，也就能够掌握自身的排卵情况。

然而，当女性进入更年期后，原本差异明显的两个阶段之间的体温差开始缩小，低温期和高温期也变得难以区分。更年期的女性，即便没有处在排卵期，其体温也不会回升，而是持续处于低温状态。当女性连续12个月都没有来月经时，就基本可以确定为绝经。

通过女性激素水平和基础体温判断是否绝经

女性激素水平

更年期时，卵泡刺激素的分泌量会上升为40～160 mIU/mL。雌二醇的分泌会逐渐减少，最终下降到10 pg/mL以下。可以通过血液检查得知这两种激素的水平。

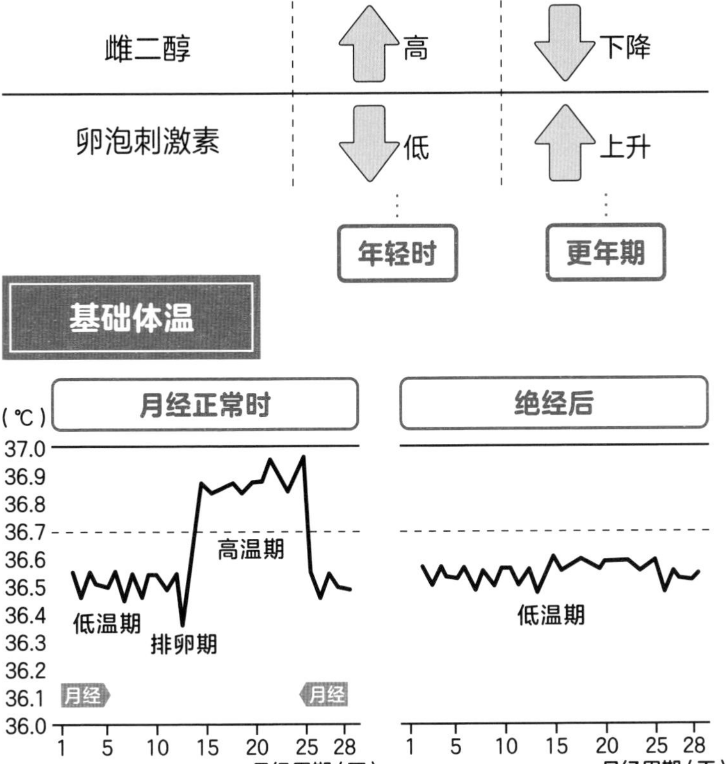

月经正常的女性在排卵期时体温会下降，排卵期后身体又会回到高温期(如左图所示)。而绝经后的女性，卵巢不再排卵，所以体温不会上升，而是一直处于低温期(如右图所示)。

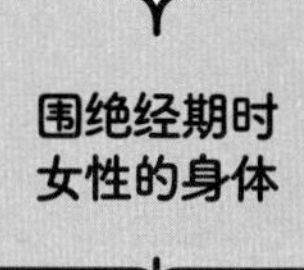

临近绝经，各类症状席卷而来

绝经前后出现的主要问题

如前文所述，更年期是从“可生育时期”到“不可生育时期”的过渡期。

实际上，目前国际上并未使用“更年期”这一说法来指代绝经前后的这10年时间，而是用“围绝经期”和“绝经后期”两个阶段来加以区分。

围绝经期开始的最明显标志就是月经紊乱，即原本规律的月经开始出现异常。

绝经前后因卵巢功能衰退，女性激素出现波动或减少，女性的身心都会出现各类不适症状，即绝经综合征。据不完全统计，不适症状的种类多达200种。虽然绝经综合征的具体表现因人而异，但往往多种症状会一股脑席卷而至。

◇ 血管 · 运动神经系统症状

血管 · 运动神经系统症状指的是控制血管收缩和扩张以调节体温的自主神经系统发生紊乱，从而引起的各种不适。典型的症状是潮热。

绝经前后的主要症状

血管·运动神经系统症状

潮热　心悸
发冷　气喘

运动系统症状

肩部僵硬　腰痛
腰部扭伤　关节疼痛

泌尿·生殖系统症状

月经异常　尿失禁　尿频
外阴瘙痒　盆腔脏器脱垂
性交疼痛

神经系统症状

头痛　失眠　抑郁
眩晕　耳鸣　健忘

消化系统症状

食欲不振　胃胀　腹泻
便秘　腹胀　胃痛

皮肤·内分泌系统症状

皮肤和黏膜干燥
口干　干眼症　湿疹

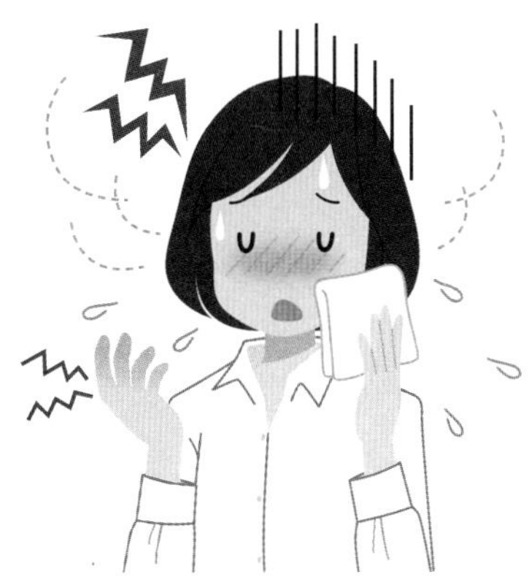

相反，也有人因为血管过度收缩而出现身体发冷的情况。还有人会突然出现心悸或气喘，表现为突如其来的胸口疼痛以及心动过速等。

◇ 泌尿·生殖系统症状

泌尿·生殖系统症状指的是月经异常、不规则阴道流血、尿失禁、尿频等问题。

雌激素分泌量的减少会导致阴道分泌物减少，阴道黏膜变得脆弱，细菌容易在阴道和外阴部位繁殖，引起炎症，出现瘙痒或白带异常等现象。同时，阴道干涩也容易导致性交疼痛。绝经前后，雌激素的减少还容易导致盆底肌群变弱，从而引起尿失禁等症状。

尿失禁主要有两种情况：一种是在咳嗽或打喷嚏时，由于腹压增高而出现的尿失禁，称为“压力性尿失禁”；第二种是突然产生尿意，在到达厕所前控制不住而发生尿失禁的情况，称为“急迫性尿失禁”。绝经前后出现的尿失禁是混合了以上两种情况的“混合性尿失禁”。

除以上症状外，有些女性还会出现盆腔器官下垂移位，从阴道处脱出的情况，通常被称为“盆腔脏器脱垂”（参见本书第6章）。

不规则阴道流血指的是非经期时阴道出血，大部分情况是激素分泌紊乱导致的，这也是卵巢功能衰退的标志。不过当出现下腹部剧痛且伴随着大量出血、经血中有深色血块、出血持续8天以上或出现排尿障碍、腹部有硬块等情况时，就应考虑子宫颈癌、子宫内膜癌、子宫肌瘤、子宫内膜异位症等潜在疾病，须及时前往医院进行检查。

◇ 皮肤·内分泌系统症状

皮肤·内分泌系统症状指的是皮肤黏膜干燥、湿疹、口干、眼干等症状。

雌激素可以促进胶原蛋白的产生，而胶原蛋白能够保持皮肤和黏膜水润、有弹性。因此，当雌激素减少，胶原蛋白的数量下降，全身各处就容易变得干燥。皮肤、眼睛、阴道和外阴等部位就可能会出现瘙痒或变得脆弱。

对称出现在两颊的浅茶色色斑通常被称为黄褐斑。黄褐斑也是由激素分泌紊乱导致的。一般情况下，随着绝经来临，黄褐斑的颜色会变浅，最终消失。

雌激素减少也会导致自主神经系统的平衡被打破，使得唾液分泌量减少，喉咙变得干燥、难以吞咽。不过这些也有可能是干燥综合征的症状，因此最好去医院进行检查。

◇ 运动系统症状

运动系统症状指的是肩部僵硬、腰痛、腰部扭伤以及关节疼痛等症状。

人体分泌让关节灵活运动的润滑液中含有胶原蛋白。在绝经前后胶原蛋白的分泌量会减少，导致女性肩膀、腰部、膝盖等关节部位的活动受阻，往往会出现疼痛。

胶原蛋白也会对覆盖在关节和肌腱表面的滑膜产生作用，以保证这些部位可在一定范围内活动。绝经前后的女性因体内雌激素减少，所以会容易感到手指僵硬。

此外，雌激素有助于保持骨密度，因此，处于围绝经期的女性骨密度往往会急剧下降。当骨密度降低时，骨头会变脆，容易出现骨骼疼痛或变形等问题。在这一时期出现的手指疼痛或变形，可能是发生在手指第一关节的赫伯登结节，也可能是发生在手指第二关节的布夏尔结节等疾病，不过通过补充雌马酚类保健品（参见本书第69页）可以在一定程度上防止病情恶化。

◇　**神经系统症状**

神经系统症状指的是头痛、失眠、抑郁、眩晕、耳鸣、健忘等症状。

女性在绝经前后之所以会出现失眠，通常是因为在夜晚出现了潮热、异常出汗等血管运动神经系统症状，或是由于雌激素的减少导致具有促进睡眠功效的褪黑素分泌也相应减少（参见本书第2章）。

雌激素减少也会伴随着自主神经系统紊乱，使得给人带来幸福感的大脑神经递质分泌量减少，让人容易陷入低落情绪之中（参见本书第40页）。

雌激素还可以促进神经递质乙酰胆碱的生成，而乙酰胆碱具有促进脑部血液循环、活化大脑的作用，所以在雌激素减少的这段时期，很多女性会发现自己变得健忘或者记忆力减退。这同样也是痴呆的初期症状，因此，如果这些症状影响了你的日常生活，最好尽快去医院进行检查。

另外，当雌激素减少时，耳朵中由碳酸钙组成的耳石可能会脱落，也会让人感到眩晕。

◇ 消化系统症状

由于雌激素分泌量降低，女性在绝经前后容易出现食欲不振、胃痛、胃胀、腹泻、便秘、腹胀等消化系统症状。不过随着年龄的增长，胃肠功能会减弱，消化功能也会变弱，所以引起消化系统症状的原因并不是绝对的。

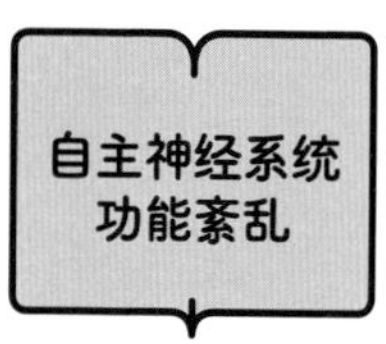

下丘脑功能紊乱会引发各种问题

激素分泌和自主神经系统密切相关

更年期症状不仅和雌激素减少有关，还和自主神经系统功能密切相关。自主神经系统起着调节呼吸、维持体温、控制消化功能等作用，可以保持身体的舒适状态。

我们可以控制身体，自由地做出抬高手臂或伸出腿脚这样的动作，但却不能随意停止心跳或降低体温，因为控制这些的是自主神经系统。自主神经系统包括交感神经和副交感神经，二者的功能截然相反。

当人处在“战斗”或“想要逃跑”的状态下，即在性命攸关的时刻，交感神经就会占主导地位。此时，人会呼吸困难、血管收缩，从而导致血压上升、心动过速等现象。

相反，当人处在休息状态时，副交感神经就会占据主导地位。此时，人的呼吸平稳、血管扩张，从而促进血液循环、血压下降、心跳恢复正常，食欲也会变得旺盛。

大脑中的下丘脑控制着自主神经系统。

下丘脑还控制着人体内的激素分泌（参见本书第10页），同时指挥免疫系统抵抗病原体的感染。

女性激素紊乱也会影响自主神经系统

	交感神经占主导	副交感神经占主导
身心	紧张	放松
瞳孔	放大	缩小
唾液	减少	增加
心脏	心跳变快	心跳变慢
肺	支气管扩张	支气管收缩
肝脏	分解糖原	合成糖原
胃肠	抑制消化	促进消化
膀胱	储存尿液	排出尿液
血管	收缩	扩张
血压	升高	降低
汗腺	促进排汗	无作用

因此，下丘脑是控制着自主神经系统、内分泌系统以及免疫系统的高级中枢，它精准地协调着不同系统的运作，维持着人体各项功能的平衡。

但是当女性进入更年期后，下丘脑就无法顺利地调节激素水平了。这是因为卵巢功能衰退，无法正确回应下丘脑发出的指令。

在更年期，无论下丘脑发出多少次“释放激素”的指令，卵巢都表现为执行状况不佳或毫无反应，从而使下丘脑产生了混乱，最终影响到它的“下属”——自主神经系统。

这就是雌激素水平降低对自主神经系统产生影响的机制。最终全身上下就会陆续出现各类不适症状。

自主神经系统接收下丘脑的指令，控制血管周围的平滑肌扩张或收缩，从而维持人体正常的体温。当人体感到热时就会扩张血管以降低体温，当感到寒冷时就收缩血管以阻止体温下降。

然而，当自主神经系统功能紊乱时，即便身体没有感觉到热，血管也会扩张导致出汗，此时出现的症状就是“潮热”。

相反，“发冷”这一症状是由于血管变细、血液流动变慢而使体温失控所致。

有时突然出现的心悸也可能和自主神经系统有关系。

当人在奔跑或剧烈运动时心脏会快速跳动，这是因为血液中的大量氧气都输送到了肌肉，使心脏搏动次数增加。

更年期女性的自主神经系统功能紊乱，很容易出现心跳频率和身体所处状态不相符的情况。比如有时候明明身体是静止的，心脏却怦怦跳动，出现心悸。

除了以上症状外，更年期出现的疲倦、头痛、恶心、呕吐等症状大多也和自主神经系统功能紊乱有关。

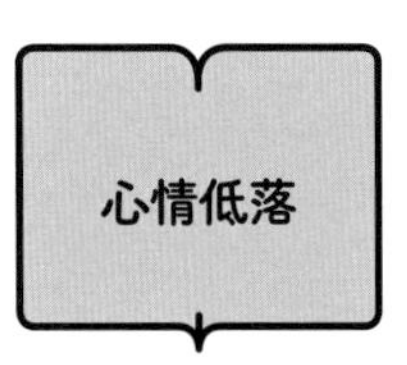

如果出现更年期抑郁，就去找妇科医生聊聊吧

50 岁左右出现抑郁可能是雌激素水平降低导致的

绝经前后容易出现的典型精神症状就是抑郁，具体可表现为情绪低落、不想外出、不注重打扮和整洁、变得有点儿冷漠等。

在这段特殊时期，虽然大脑依旧能分泌调节心情的血清素，但血清素和雌激素实际上是正相关的，也就是说当雌激素水平较低时，血清素水平也会较低。

而且如前文所述，从自主神经系统层面来看，在雌激素充足的情况下，副交感神经会占据主导位置，人也更容易感到放松。

绝经前后，随着雌激素的减少，血清素也会减少，同时另一种女性激素——孕激素也在减少（孕激素具有抗焦虑的作用）。

雌激素和孕激素的同时减少会导致女性更容易感到情绪低落和焦虑，而且原本能够调节情绪、放松心情的副交感神经此时也难以占据主导地位。这便是女性在围绝经期往往会出现情绪低落的重要原因之一。

此外，女性在50岁左右，会进入人生中一个重要转折期。

在这一时期，很多人都面临孩子独立、父母离去、职业转型或职业生涯结束等各种会带来“丧失感”的经历。雌激素的减少原本就容易导致人情绪低落，再加上生活变化带来的丧失感，使得更年期女性更容易患上抑郁症。

更年期女性如果出现了抑郁并伴随着肩部僵硬、潮热、全身无力、头痛、疲劳、焦躁等症状，请及时到妇科接受激素替代疗法等治疗，通常情况下治疗后症状就会有所改善（参见本书第4章）。

与这些不适相伴的，通常还有睡眠问题以及异常出汗等现象，只要其中的一部分症状能够得到改善，那么其他症状往往也会相应得到缓解。

在医院精神科接受治疗的抑郁症患者通常会表现出睡眠不佳、体重减轻、食欲不振、味觉障碍、焦虑、急躁、兴奋、易怒等症状。

虽然要辨别抑郁症和更年期抑郁有些困难，但如果在50岁左右出现这些情况，那最好还是先去妇科就诊。若是经过半年的治疗，症状还没有好转，那就要考虑罹患抑郁症的可能，需要去精神科就诊。

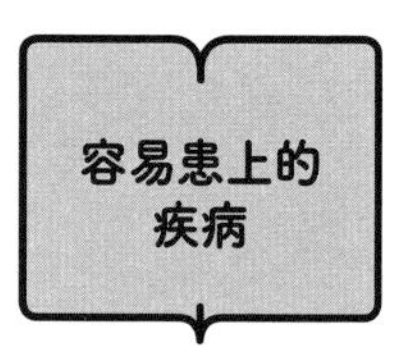

雌激素减少会让这些疾病的患病风险增加

警惕在更年期首次出现的症状

随着体内的激素水平变化，女性容易患上的疾病也会发生改变。

在进入更年期之前，由于雌激素的保护，和男性相比，女性更不容易患上生活方式疾病。

进入更年期后，女性失去了雌激素的保护，各类疾病的患病风险都会增加，特别是高脂血症和糖尿病等生活方式疾病，还有子宫内膜癌、乳腺癌、骨质疏松症以及围绝经期泌尿生殖系统的疾病等。

异常出汗和潮热等不适确实是典型的更年期症状，但是首先需要确定这些不适是进入更年期导致的，还是其他疾病所导致的。只有当确认这些表现并非源自甲状腺疾病、梅尼埃病或心理疾病等相关疾病之后，才可以确认是更年期症状。如果这些症状对日常生活造成影响了，就要及时就医并接受治疗。

雌激素减少引发的诸多症状

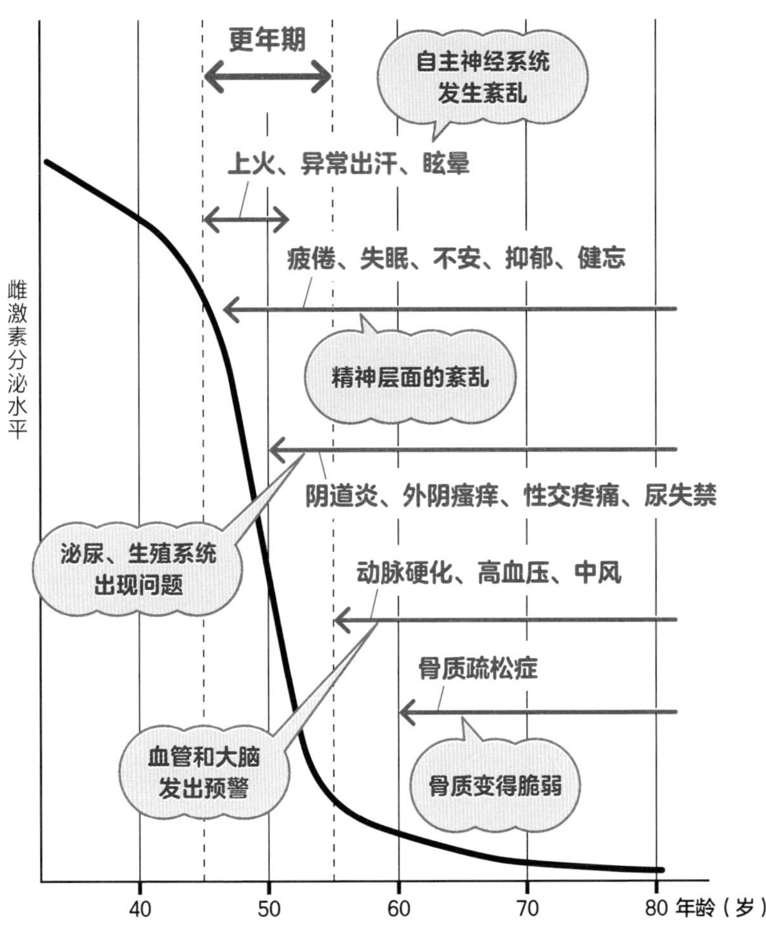

在更年期，女性的身体状况会出现一系列的变化。如果感到不适，首先应该向妇科医生咨询。

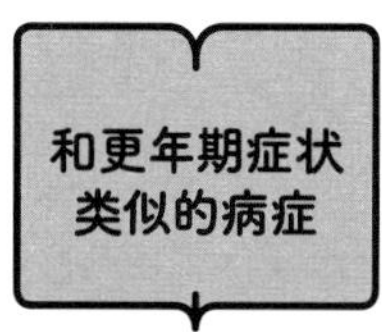

警惕与更年期症状相似的病症！避免忽视严重疾病

桥本甲状腺炎、毒性弥漫性甲状腺肿、风湿性关节炎、干燥综合征

有些疾病的症状与更年期症状极为相似，其中就包括甲状腺疾病。

甲状腺位于喉结下方，其形状类似一个张开翅膀的蝴蝶。甲状腺分泌的甲状腺激素具有强化肌肉、促进新陈代谢、调节体温、提升脂肪代谢率、降低胆固醇、促进糖代谢、强化骨骼等作用，其主要功能是调节身体代谢。

随着年龄的增加，甲状腺功能会逐渐衰退，到了更年期，人就很容易出现问题。甲状腺疾病主要为甲状腺激素分泌不足所导致的桥本甲状腺炎，以及甲状腺激素分泌过剩导致的毒性弥漫性甲状腺肿。

桥本甲状腺炎的男女患病比例约为1:20，女性的患病率极高，一般来说每5～10位中老年女性中就会有1人患此病。桥本甲状腺炎的症状主要有抑郁、浮肿、健忘、嗜睡、皮肤干燥、胆固醇偏高等，和更年期症状类似。

毒性弥漫性甲状腺肿的症状主要表现为异常出汗、心悸、烦躁、瘙痒、口干舌燥等，同样和更年期症状相近。甲状腺疾病在甲状腺专科医院或内分泌科等都可以治疗。在做妇科检查的时候也可以顺便查一查甲状腺激素水平。

另外，还有一种受女性激素水平影响的与性别密切相关的疾病，那就是胶原病。这种病在绝经后的女性中更为常见，因此被认为与女性激素有关。

胶原病属于人体免疫功能出现异常反应的自身免疫性疾病。但胶原病并非一种单一的疾病，而是包括血管、皮肤、关节在内的身体各处出现的慢性炎症的统称。

胶原病中的代表性疾病有风湿性关节炎、干燥综合征等。风湿性关节炎是手指、肘关节、肩关节、膝关节、踝关节以及脚趾等各关节处产生的炎症，会导致关节僵硬、肿痛，其特点是症状不仅仅出现于手指关节上。干燥综合征是以泪液、唾液等体液分泌减少为特征的疾病。除了眼干、口干外，患者的鼻黏膜和阴道黏膜也会变得干燥。

如果患有以上疾病，特别是风湿性关节炎，一定要在关节变形之前尽早前往医院接受治疗。

雌激素缺乏容易导致动脉硬化

更年期要警惕血栓！

在普通人的印象中，心肌梗死、主动脉夹层和中风等威胁生命的恐怖疾病通常是突发性的。然而，这些疾病实际上在我们的体内已经悄悄发展很长时间了。

这些疾病往往起源于高脂血症，高脂血症通常是中老年男性容易患上的一种疾病。确实，更年期前的女性被诊断为高脂血症的非常少，但绝经后，高脂血症女性患者的数量便会逐渐增多，最终会超过男性患者的数量。

绝经后女性患高脂血症的风险会升高，这和雌激素水平的降低密切相关。简单来说，雌激素的合成需要消耗胆固醇，而绝经后身体将不再产生雌激素，因此血液中的胆固醇开始累积，最终可能会导致高脂血症。

当胆固醇超标的血液在血管里持续流动时，其中过剩的胆固醇会形成斑块并附着在血管内侧，就像牙齿上的牙菌斑一样。血管本身非常柔软，可以变粗变细，还可以像橡胶软管一样改变曲直。但是当血管内侧附着上了脂质斑块，血管壁就会变得像铁管一样硬，这就是人们常说的“动脉硬化”。

要想自查血管是否出现了动脉硬化，拍一张眼底图像就能一目了然。

眼底的视网膜血管是人体中唯一一处可以从外部确认其状态的血管。视网膜血管出现的任何变化都可能会是一个信号，提醒你关注体内是否出现了动脉硬化。当出现动脉硬化时，血管内侧还会出现类似“小笼包”一样的不稳定斑块。之所以形容为小笼包，是因为其中包裹着血栓。当“小笼包”的皮（薄且不稳定的纤维帽）破裂后，内部的血栓就会流出，如果堵塞了脑血管，就会引起脑梗死；如果堵塞了心血管，就会引起心肌梗死。

血栓是动脉硬化后生成于血管内侧的物质。如果没有发生动脉硬化，人体形成血栓的风险就会相对较低。

动脉硬化发展成脑梗死或心肌梗死大约需要10年的时间。

如果在血液检查时发现自己的胆固醇水平升高，至少还需要3～5年的时间才会发展成动脉硬化。因此，如果在体检时血液检查结果出现异常或被确诊为高脂血症，就应当及时采取治疗措施，避免动脉硬化，预防血栓，从而极大程度地预防其发展为脑梗死或心肌梗死。

在体检时要检查低密度脂蛋白（“坏”胆固醇）和高密度脂蛋白（“好”胆固醇）的差值。女性从绝经前开始，体内的低密度脂蛋白水平就会升高，如果低密度脂蛋白和高密度脂蛋白二者的水平都在上升，且其差值能够基本维持不变，通常就没有问题。但如果低密度脂蛋白水平升高，而高密度脂蛋白水平不变或降低，差值逐渐增大，就应该尽快去医院接受治疗。

此外，高脂血症的治疗并不会一开始就使用药物，而是先通过调整饮食、培养运动习惯等方式进行改善。

高脂血症会导致动脉硬化，而动脉硬化会形成血栓，这一过程在女性绝经前通常较难发生，因为雌激素会调节女性的身体健康。但是切记，绝经后身体将不再分泌雌激素，此时女性也会成为高危人群。

预防
骨质疏松症

骨量减少的迹象会比预期更早出现

骨量减少从面部骨骼开始！

在与雌激素缺乏密切相关的疾病中，有一种是骨质疏松症。

骨质疏松症是一种骨量减少、骨密度下降、骨骼强度降低导致人体容易发生骨折的疾病。绝经前后雌激素的分泌量骤减，随之而来的就是骨量减少、骨密度降低、骨质变脆。

人全身的骨骼大约以3年为周期更新一次，其中分解老旧骨骼的破骨细胞和生产新骨骼的成骨细胞维持着平衡，人体每天都会生成新的骨骼（参见本书第51页）。

女性体内控制着破骨细胞功能的就是雌激素。在雌激素正常分泌期间，骨骼的新陈代谢保持着平衡，而在进入更年期后雌激素水平骤减，这个平衡会被打破，全身的骨量都会减少。骨密度下降最明显的阶段是绝经后的前2年，而四肢的骨量在绝经后15年左右开始出现明显的减少。女性的最大骨量和雌激素水平之间呈现出明显的相关性（参见本书第53页）。

我们很容易察觉皮肤和头发的变化，但却不太能感觉得到骨骼的老化。实际上，最容易出现骨量减少的便是面部骨骼，尤其是下颌骨，在55岁时就开始发生萎缩。所以如果感觉自己的脸颊松弛，看起来变老了，其实不一定只是皮肤衰老，作为“地基”的骨骼也可能发生了变化。

施加力量冲击可以锻炼骨骼，保持骨密度。我们手脚的骨骼在日常生活中可以经受各类力量冲击，但脸部的骨骼却不能，这就是为什么骨量减少会最先从面部骨骼开始。那么，在雌激素水平降低的更年期，让我们一起来保护宝贵的骨骼吧！

饮食方面，建议补充造骨的材料——钙，以及有助于钙吸收的维生素D，还有有助于钙沉积在骨骼中的维生素K。当人体暴露在阳光下10～15分钟时，体内就会开始产生维生素D。

运动方面，可以尝试能够给骨骼带来一定负荷的活动，如走路、慢跑、跳绳或低强度的跳跃。要尽量选择不会对膝关节和踝关节造成太大压力的运动。

骨密度有时候会突然下降，所以最好每年都测量一次。

在诊断骨质疏松症时，推荐使用双能X射线吸收法（DEXA）。这种方法可以通过将骨骼暴露在两种不同类型的X射线下来测量骨密度，比仅仅通过X射线对手部进行照射来测量的单光子吸收法（SPA）和超声波测定法等更加准确。

不过由于这一检查需要用到专门的测量设备，所以目前提供该项检查服务的医疗机构还比较少。

绝经后，骨骼的代谢也会发生紊乱

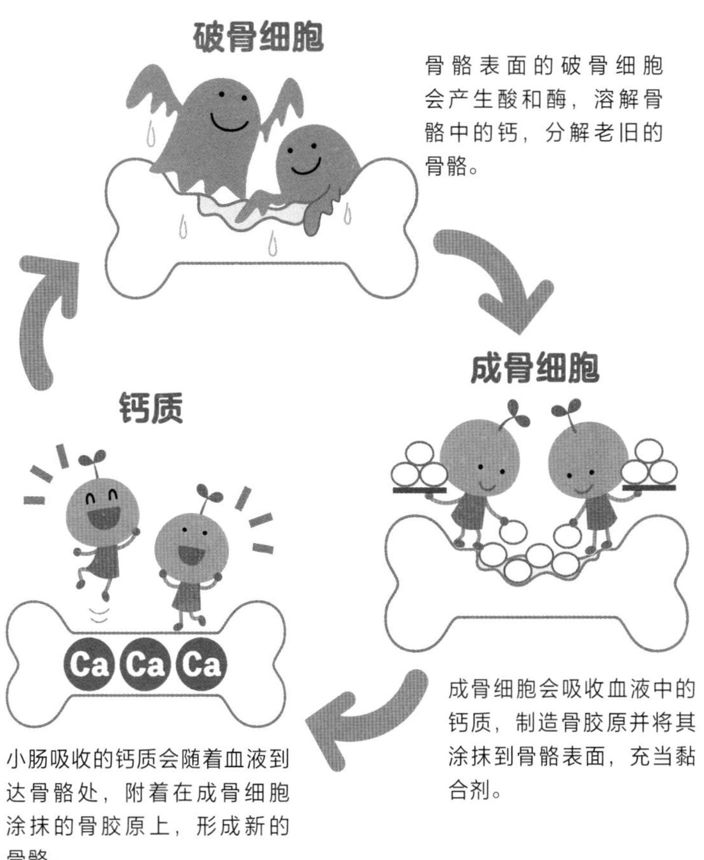

以上这一过程循环往复，一块新生骨骼替代老旧骨骼要经过3～4个月。每3年，人体全身的骨骼就会更新一遍。但在绝经后，这一循环会被打乱。

如果想要更方便地检查骨密度，可以参加社区医院等机构提供的骨质疏松症检查。现在也有专门面向女性的检查，可以咨询社区公共卫生服务中心和指定的医疗机构以获取相关信息。

通常，骨质疏松症会以人在年轻时（20～44岁）的平均骨量作为基准辅助诊断。骨量比年轻时的平均骨量减少20%以下属于正常状态，减少20%～30%属于骨量减少，而减少30%以上便可诊断为骨质疏松症。

如果之前出现过病理性骨折，那么就不适用于以上标准。

虽然骨质疏松症主要在骨科治疗，但骨骼与全身的代谢息息相关，因此很多科室都能进行诊治。如果女性在50岁左右发现骨量减少，那么建议首先去妇科进行检查。

遗憾的是，由于衰老造成的骨质流失是无法逆转的，因此必须尽量维持现有的骨量，防止骨质进一步流失。

治疗骨质疏松症的主要方法是药物治疗。

药物产生效果主要通过3种途径：①抑制骨吸收；②促进骨形成；③调节骨吸收和骨形成过程的平衡。

途径①的治疗方法主要包括激素替代疗法（参见本书第4章）、服用降钙素（减少骨质流失，减轻背部和臀部的疼痛）以及服用双膦酸盐（增加骨量，防止骨折）。途径②通常是服用维生素K_2，而途径③通常是使用活性维生素D_3和钙剂。

近年来，医学上已经证实了只要尽早开始治疗，就可以

绝经导致骨量骤减

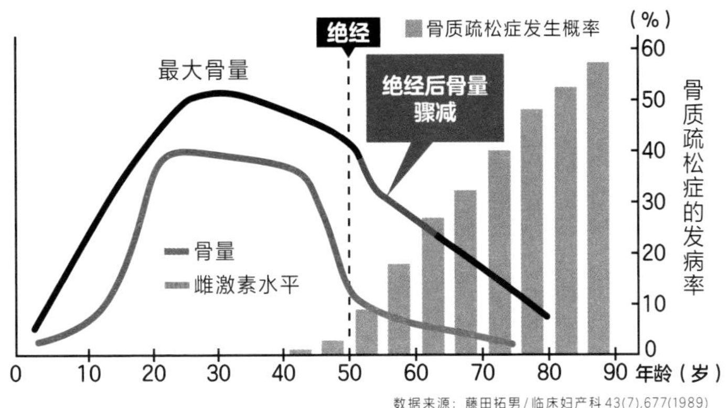

数据来源：藤田拓男/临床妇产科 43(7),677(1989)
山本逸雄/Osteoporosis Japan7(1),10(1999)

进入更年期，雌激素水平骤降，骨代谢的平衡也被打破。骨密度每一年都会减少2%。随着年龄的增长，骨头会变得脆弱，容易出现骨折，这点一定要注意。

颌骨的骨密度变化

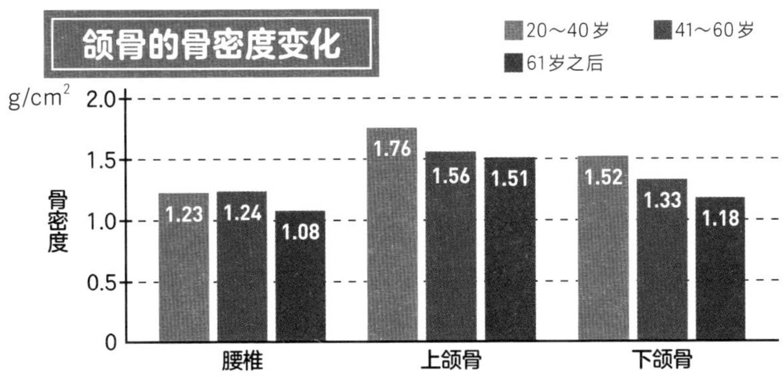

数据来源：Facial Bone Density：Effects of Aging and Impact on Facial Rejuvenation., Aesthetic Surgery Journal 32(8)：937-942(2012)

40岁以后，腰椎的骨密度会缓慢下降，而颌骨的骨密度则会迅速下降。骨骼是面部皮肤的支撑，骨骼萎缩也会导致皮肤下垂。因此，面部衰老加速的原因可能在于骨骼，而不只是皮肤。

在很大程度上预防由骨质疏松症引起的骨折。除了公立医疗机构的健康检查外，一些拥有检测设备的私立医疗机构也可以进行骨量测量，建议咨询了解一下。

从现在开始就了解自己目前的骨骼健康情况，并做好准备工作吧！

预防脱发
和白发

雌激素减少引起的毛发问题

毛发生长周期紊乱引发的“弥漫性脱发”

当雌激素的分泌量减少，头发也会出现各种各样的问题。

这些问题中以白发最常见，此外还包括脱发、发量稀疏、头发变细等整体发量减少的情况，以及发缝明显、头发打卷等烦恼，这些都会给女性的外表带来很大影响。

雌激素能够刺激头发生长，维持头发的正常生长周期，即脱落—生长—再脱落的过程。

在生长周期正常时，皮肤和头发的新陈代谢也会保持良好状态。但如果生长周期因雌激素减少而受到干扰，脱发就会变得严重。旧的头发脱落后，新的头发没有及时生长出来，发量就会减少，头发变得稀疏。

这种在更年期时常出现的脱发类型被称为“弥漫性脱发”。

当头发变得稀疏、易脱落，或每次洗头都会出现大量脱发时，就有可能是出现了弥漫性脱发。

为了预防和解决毛发问题，首先要重新审视自己的生活方式。

睡眠尤为重要。应尽量保持固定的就寝和起床时间，做到每天至少睡 6 个小时，最好是能保证 7 个小时或以上的睡眠时间。

优质的睡眠能够调节自主神经系统的平衡，调节皮肤和头皮的新陈代谢，头发的生长周期也会得到改善。

另外，饮食均衡也很重要。特别是要摄入充足的蛋白质，因为蛋白质是头发的重要组成部分。建议日常多吃瘦肉和豆制品。

由于头皮会分泌出大量的皮脂，所以建议每天洗头。洗头时要将洗发水冲洗干净，洗头后也要彻底擦干。

此外，采用激素替代疗法或摄入雌马酚营养补剂，通常也可以改善弥漫性脱发的情况。

更年期的
三大战略

以自我保健为主，将运动和医学治疗相结合

秘诀：健康管理+对症治疗

缓解更年期各类不适症状最重要的一点是调整生活习惯。

当生活方式不规律和不健康时，无论采取什么治疗方式，都无法取得很好的效果。

从现在起，在摄取富含蛋白质和膳食纤维食物的均衡饮食基础上，养成适度运动的习惯吧！

在本书第2章，我将会给大家介绍对缓解更年期症状非常有效的饮食习惯。特别是针对如何高效摄入雌马酚这种从大豆异黄酮中提取出的有效成分，进行了详细介绍。

另外，良好的睡眠也有助于调节自主神经系统，刺激生长激素的分泌，有助于改善雌激素缺乏引起的各类症状。除此之外，下一章也会介绍提高睡眠质量的方法。

适度的运动对健康来说同样必不可少。运动不仅常用于治疗生活方式疾病，对解决更年期的心理问题也非常有效。

在本书第3章，我们将了解能够调节自主神经系统、促进血液循环、强化盆底肌群的10个瑜伽练习方法。

研究表明，在进行瑜伽后的大约2小时内，副交感神经系统仍会占据主导地位，此时身体处于放松状态。反复地深呼吸可以让人身心恢复活力。还有研究称，如果坚持运动达到5年，可以使骨密度在绝经后保持不变。

本书第4章将介绍医院妇科针对更年期综合征采取的治疗方法。目前主要的两种治疗方法分别是“激素替代疗法”和“中医治疗”。激素替代疗法虽然只补充了少量激素，但可以有效缓解潮热等症状。

中医治疗能够缓解多种更年期症状，如烦躁、肩部僵硬、容易疲倦、头晕、寒冷以及失眠等，有时一种中药也可以同时改善几种症状。

不过要注意的是，一定要掌握正确的妇科医疗知识，并选择适合自己的治疗方法。

本书第5章将解释为什么更年期前后女性患癌症和生活方式疾病的风险会升高。

那些在雌激素分泌充足的年龄段患病率较低的疾病，在女性进入更年期后会开始“崭露头角”。这些疾病的预防主要在于改善日常生活方式，包括饮食、睡眠和运动习惯等。

本书第6章将会介绍女性在绝经后应当如何处理随之而来的各类私处问题。随着女性平均寿命的延长，女性在绝经后也将面临很长的人生阶段。这一章会介绍女性应当了解的知识，以及应对绝经的准备。

为了拥有健康的后半生，让我们一起从力所能及的事情开始，将这些好习惯融入日常生活中吧！

专栏 1

让雌激素持续分泌的生活方式

女性的骨密度水平不仅会在绝经后下降，在分娩后也会出现小幅下降。在日本，“母乳喂养的神话”依然存在，人们认为母乳喂养有“可以增进母婴之间的感情”“预防乳腺癌”等好处。然而，母乳喂养的一个缺点在于如果女性持续处在哺乳期，可能会导致月经的长期停止，雌激素的分泌也会长期停止。除非月经在哺乳期已经恢复，否则建议在母乳喂养一年后便减少母乳喂养的频率。如果一个女性生育了多个孩子，那么她的骨密度可能已经出现了进一步的下降。通常建议的断奶时间是孩子1岁到1岁半之间，这样对于维持骨密度也是比较好的。

理想的状态是女性从10～50岁都可以分泌雌激素，因此在未来，研究如何维持女性体内的雌激素正常分泌对预防骨质疏松症具有重要意义。

第 2 章

缓解更年期症状的自我保健法

饮食和睡眠的调理方法

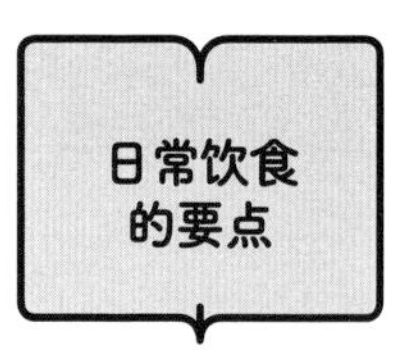

一日三餐，均衡饮食是基础

积极摄入能够改善健康状况的营养物质

更年期是一个体内能量、脂肪和骨骼代谢发生巨大变化的时期，很容易出现能量摄入过多或是营养不良的状况，导致身体和心理等方面出现失调。因此，需要调整饮食方式，避免不吃早餐、食用含糖量高的零食以及在睡前吃高热量食物等行为，养成一日三餐营养均衡的饮食习惯。

均衡饮食的关键是要摄入比例均衡的碳水化合物、蛋白质和脂肪，并且多吃蔬菜和菌菇来补充体内容易缺乏的膳食纤维、维生素和矿物质等。

碳水化合物是身体能量的重要来源，蛋白质是一种为肌肉和器官提供原料的重要营养素，脂肪不仅是人体合成激素、构成细胞膜的物质，还能够促进身体吸收有助于调节人体各项机能的脂溶性维生素（如维生素A、D、E、K等）。

下面让我们看看如何摄入身体容易缺乏的营养物质吧！

更年期应积极摄入的有效营养物质

▶异黄酮

异黄酮是豆制品中常见的一种营养成分，是雌马酚的主要来源，其作用与雌激素相似，有助于缓解更年期症状。

＜食物来源＞

纳豆、豆腐、豆浆、油炸豆腐块、油豆泡、大豆粉

▶钙

钙是人体内的重要营养物质，可以防止因雌激素水平迅速降低而导致的骨密度下降，也能够缓解烦躁和压力。

＜食物来源＞

牛奶、奶酪、酸奶、脱脂牛奶、小松菜、柳叶鱼

▶维生素C

维生素C有助于合成胶原蛋白，增加皮肤弹性，具有很强的抗氧化性，有助于抗衰老和预防癌症。

＜食物来源＞

红辣椒、西蓝花、卷心菜、猕猴桃、草莓

▶维生素A

维生素A可以作用于皮肤和黏膜，帮助维持指甲、皮肤乃至全身各器官的正常功能，还能提高免疫力。

＜食物来源＞

菠菜、胡萝卜、茼蒿、裸盖鱼、鳗鱼

▶铁

铁是人体生产红细胞的必要物质，能够将细胞所需的氧气和营养物质运送到身体的各个部位。

＜食物来源＞

牛肉、猪肝、小松菜、冻豆腐

▶维生素D

维生素D可以促进钙和磷的吸收，强健骨骼，还能调节免疫系统，强化大脑认知功能。

＜食物来源＞

鲑鱼、鳗鱼、鲐鲅鱼、木耳、鸡蛋

▶Omega-3脂肪酸

黑色脊背的鱼类中富含的DHA、EPA以及紫苏籽油都是Omega-3脂肪酸的来源。Omega-3脂肪酸可以稀释血液，有效降低甘油三酯。

＜食物来源＞

沙丁鱼、秋刀鱼、鰤鱼、鲅鱼、鲑鱼

▶维生素K

维生素K具有凝血作用，与维生素D一起摄入可以提升骨密度并预防骨质疏松症。

＜食物来源＞

西蓝花、长蒴黄麻、小松菜、纳豆、奶酪、海藻类

▶维生素B族

维生素B族有助于改善新陈代谢，促进细胞再生，还能够有效改善肤色，缓解疲劳等，在各方面都对身体有益。

＜食物来源＞

猪肉、金枪鱼、鸡胸肉、鲑鱼、香蕉、糙米饭

▶维生素E

维生素E可以清除体内导致细胞老化的元凶——活性氧。此外，维生素E还能促进血液循环，改善四肢发冷、浮肿和肩部僵硬。

＜食物来源＞

杏仁、核桃、蓝鳍金枪鱼、牛油果、橄榄油

不同的营养物质之间会相互作用，增强彼此的功效，因此我们要全面、均衡地摄入各类营养物质。某些不适症状也可能是身体发出的信号，提醒你体内缺乏某种营养物质。

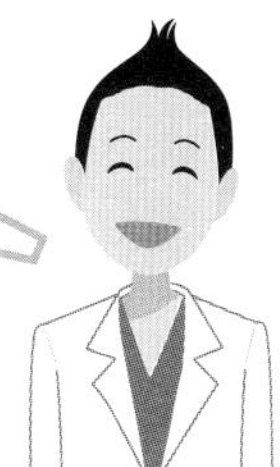

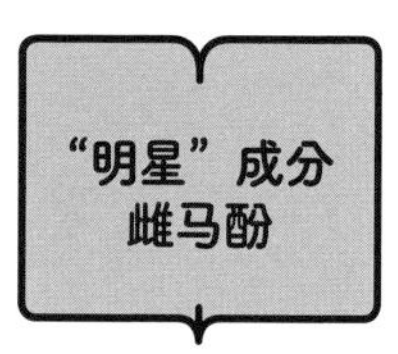

多吃豆制品，身体会自行合成类似雌激素的物质

雌马酚能否在肠道内合成也存在个体差异

大豆中富含一种叫作"异黄酮"的抗氧化剂，其功效类似于雌激素。近年来相关研究发现，异黄酮本身并不能直接发挥作用。

异黄酮有3种类型，其中的一种叫作"大豆素"，会被肠道内一种名为雌马酚生产菌的肠道细菌分解、代谢，生成雌马酚，雌马酚被吸收后会进入细胞，与雌激素受体结合。因此，异黄酮被认为具有和雌激素相似的功效。换句话说，当你吃了含有异黄酮的豆制品后，肠道中的细菌会将异黄酮转化为雌马酚，接着在体内发挥与雌激素类似的效用。不过，一个人的肠道中是否存在可以将异黄酮转化为雌马酚的雌马酚生产菌是有个体差异的（参见本书第68页）。

吃豆制品，体内会合成类似雌激素的成分

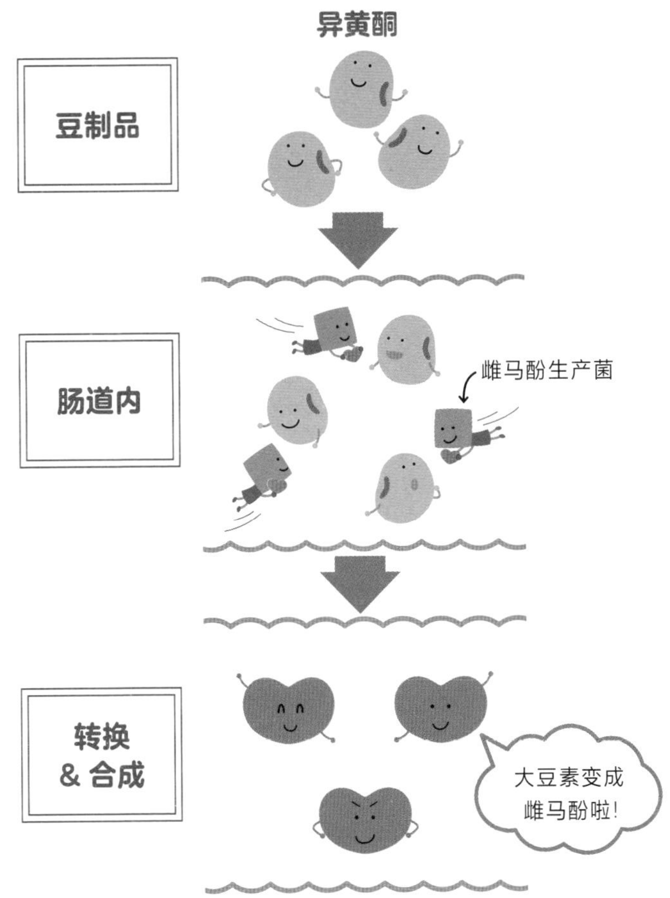

豆制品进入肠道后，其中的异黄酮会转化为雌马酚，这种雌马酚的功效类似于雌激素。然而，不是每个人的肠道内都存在合成雌马酚所必需的细菌。大约有一半的人肠道内没有雌马酚生产菌，因此摄入的异黄酮会与其他食物一起直接被人体吸收。

1天1盒纳豆，轻松摄入营养物质

养成每天吃豆制品的习惯

坚持摄入异黄酮有助于人体合成雌马酚，改善更年期症状。女性每天都应该摄入50～75毫克异黄酮。建议养成每天食用大半块豆腐、1盒纳豆或者喝1杯豆浆的好习惯。

过量摄入异黄酮也会出现问题。

相关的研究表明，每日摄入异黄酮的上限量为70～75毫克。不过，超过上限也并不会立即导致健康问题，因为这个数值是研究人员结合多项研究得出的结果，这个上限量被视为每天持续摄入的平均安全量。换句话说，这个数值是在每天持续摄入的情况下，确保安全的平均值。所以不要犹豫，适度地将各种大豆制品端上我们的餐桌吧！

不同豆制品中的异黄酮含量

豆腐

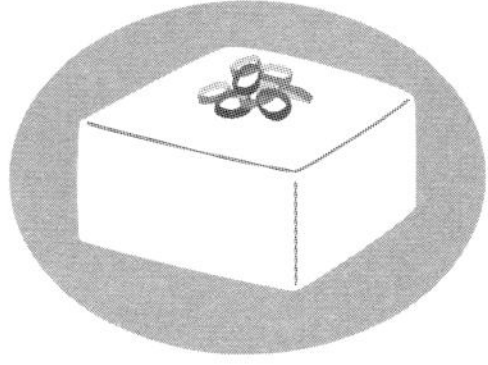

2/3 块（200 g） **40.6 mg**

纳豆

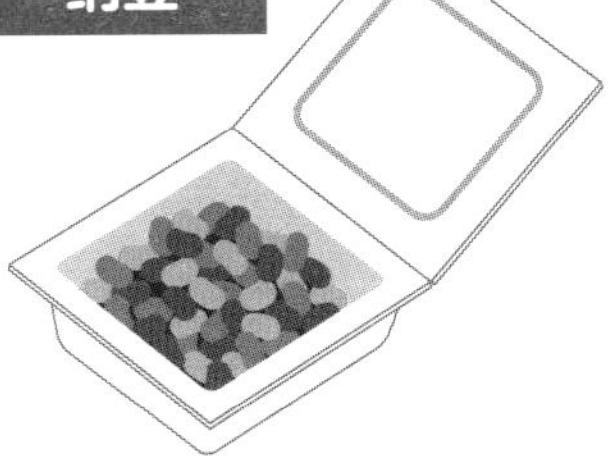

1 盒（50 g） **36.8 mg**

豆浆

200 mL **51.1 mg**

油炸豆腐块

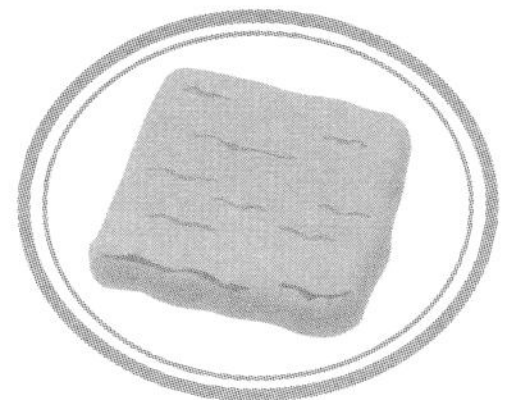

1 块（30 g） **11.8 mg**

黄豆粉

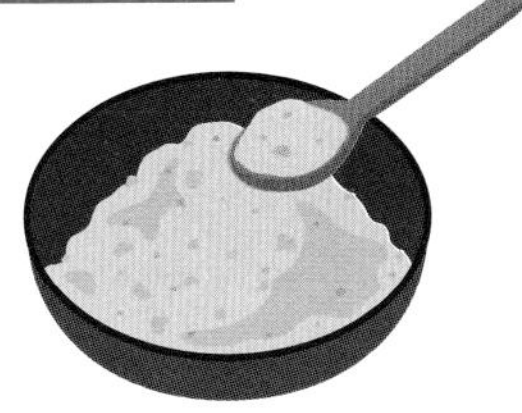

1 大勺（7.5 g） **20.0 mg**

建议每日摄入异黄酮的平均值是50毫克。单日摄取量的上限量是70～75毫克。

数据来源：日本厚生科学研究
《关于食品中植物雌激素的调查研究》（1998）

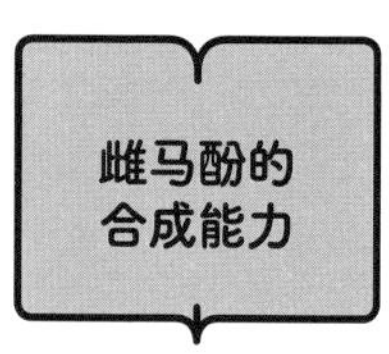

爱吃大豆的人更年期症状更轻

你的身体能够制造雌马酚吗？

研究表明，在每天积极摄入大豆的人群中，体内能够合成雌马酚的人所占比例更高。由此可见，日常多食用豆制品对雌马酚的合成有很大影响。

然而正如前文所述，并非所有人的肠道中都存在能够合成雌马酚的细菌。有数据显示，在日本人中，肠道能合成雌马酚的人只有一半左右，而在中老年女性中这一比例约为51.6%。

还有一项调查结果显示，体内能够合成雌马酚的人，往往更年期症状也相对较轻。这项调查的实施方法是追踪实验对象24小时的饮食情况，检测其尿液中的雌马酚含量，将得出的数值与更年期症状相对照。结果发现，尿液中的雌马酚含量较高（即体内有能力合成雌马酚）的人，更年期症状也更轻。

通过检测尿液就能了解自己体内是否能够合成雌马酚。市面上有一些很方便的测试工具，建议大家可以使用它们测量看看（参见本书第90页）。

该测试将尿液中雌马酚的含量分为5个等级，如果雌马酚

约半数的人，体内无法合成雌马酚

体内可合成雌马酚的中老年女性比例

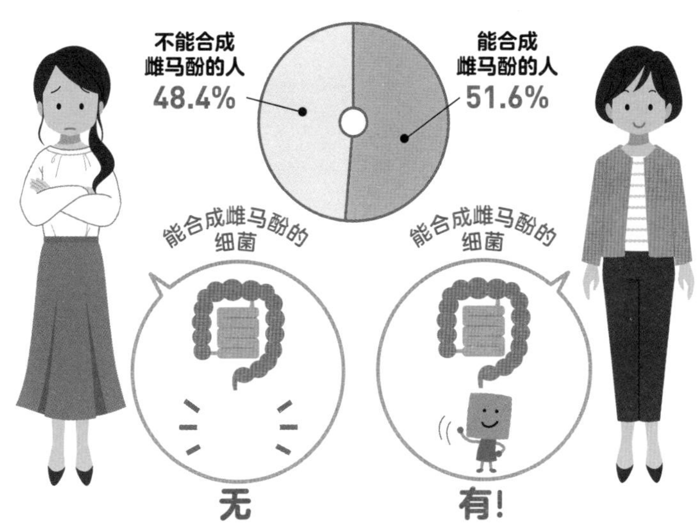

在日本的中老年女性群体中，体内可合成雌马酚的人约占51.6%。

数据来源：通过尿液检测雌马酚合成能力与饮食方式关联的全国调查
J.Epidemiol.,vol24(supp.1),p118 (2014)

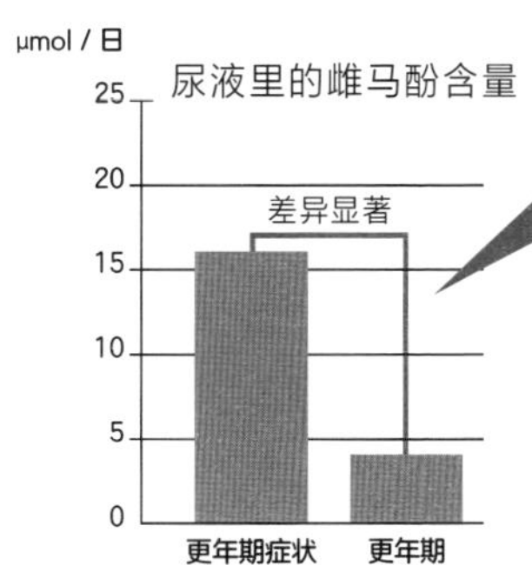

尿液中雌马酚含量越多，
更年期症状越不明显

通过追踪46名女性的24小时饮食情况，并对其尿液中雌马酚的含量进行测定，同时让她们在关于更年期症状的调查问卷上对自身症状进行打分。结果发现，尿液中含有较多雌马酚的人，其更年期症状也会相对较轻。

数据来源：日本更年期医学会杂志 15：28-37 (2007)

水平处于3级及以上，表明身体可以合成雌马酚。

如果想要测试，建议在测试前几天多食用一些豆制品，因为如果近期都没有摄入充足的豆制品，即使身体有合成雌马酚的能力，最终结果也可能显示为较低水平。

通常来说，体内理想的雌马酚水平是4级及以上。

对于经检测发现体内不能合成雌马酚，或有能力合成雌马酚但无法摄入豆制品的人，可以选择市面上由大豆制成的雌马酚补充剂。这种补充剂可以到妇科医院以及其他医疗机构请医生开具处方购买，或通过网络等渠道购买。

在日本，越来越多的妇科医生开始给患者推荐雌马酚补充剂。

豆制品不仅含有异黄酮，还是一种低脂肪且富含优质蛋白的极佳食物；因此，即使体内不能合成雌马酚，也建议每天摄入适量的豆制品以保证饮食均衡。

通过尿液检查，了解身体的雌马酚合成能力

通过检测试剂盒就可以轻松检查！

购回检测试剂盒后，只需要用尿液样本容器收集尿液样本并邮寄回去即可。通过测量尿液中雌马酚的含量，可以得知身体是否能够合成雌马酚（参见本书第90页）。

测定雌马酚数值

1级	2级	3级	4级	5级

← 体内无法合成雌马酚（1级、2级）

体内能够合成雌马酚（3级、4级、5级）→

理想的雌马酚水平是4级及以上

如果检测等级处于3级或以上，那么通常可认为体内合成雌马酚的能力比较强。实际上，最理想的数值是4级及以上。研究表明，通过食用豆制品，同时积极摄入膳食纤维和发酵食品，能够提高人体合成雌马酚的能力。

豆制品

我们的目标是每日摄入50～75毫克异黄酮！

＋

膳食纤维 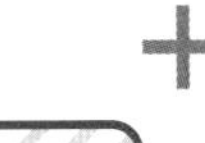 **发酵食品**

摄入可以调节肠道环境的膳食纤维，同时通过发酵食品增加肠道中的益生菌数量。

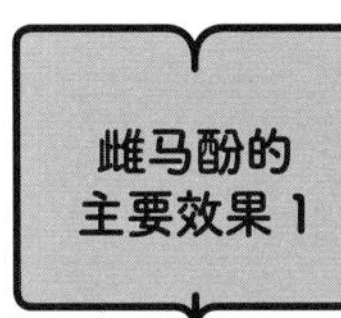

缓解潮热和肩部僵硬的有效方法

坚持 3 个月，不适症状就会减轻

雌马酚有多方面功效，在由雌激素水平降低引起的更年期症状中，雌马酚对减轻潮热症状、缓解肩颈僵硬的效果已经得到了临床研究的证明。

一项实验以126名45～60岁的已绝经女性为研究对象，这些女性每人每天至少会经历一次潮热，且体内均无法合成雌马酚。研究者将实验对象分为每天服用10毫克雌马酚和服用安慰剂的两组，持续12周后，研究者发现服用雌马酚的实验对象出现潮热的频率明显降低。

当对肩颈僵硬程度进行评估时，研究者发现持续服用雌马酚的实验对象的肩颈僵硬情况也有所改善。

除此之外，实验还证实了雌马酚具有改善眼角皱纹等美容效果。

连续摄入雌马酚3个月，更年期症状会有所改善

发生潮热的频率

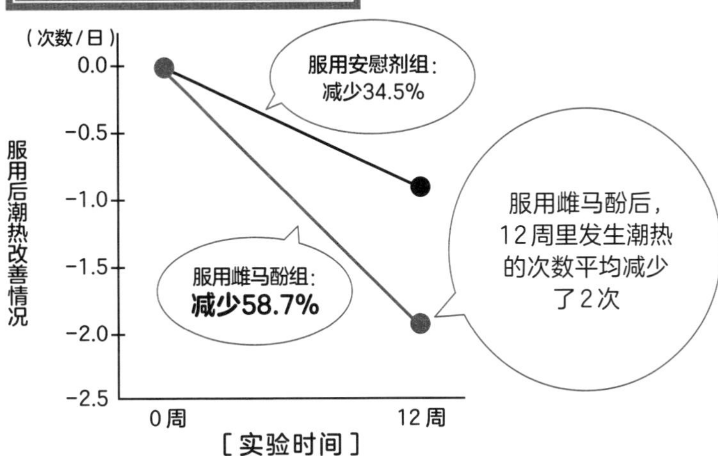

肩颈部位的僵硬程度

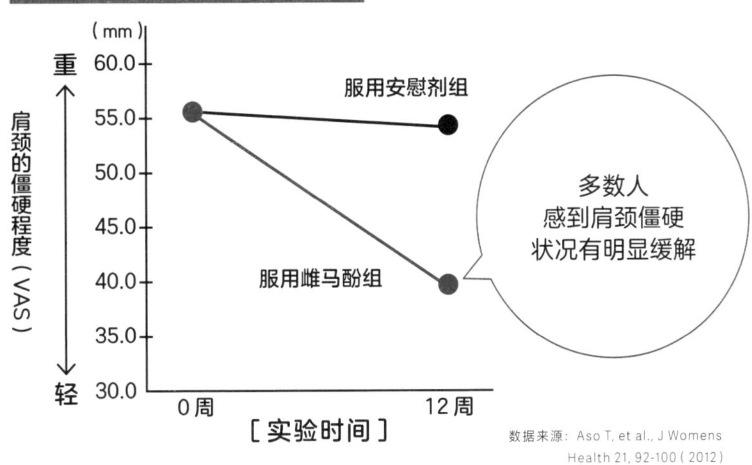

数据来源：Aso T, et al., J Womens Health 21, 92-100 (2012)

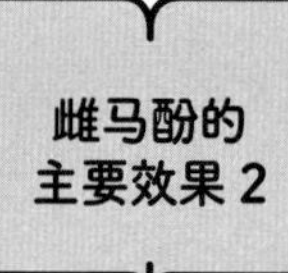

预防骨密度下降，改善血糖代谢和脱发情况

有助于预防生活方式疾病

研究表明，雌马酚有助于避免绝经后因雌激素下降而导致的骨密度下降。在对年龄为46～63岁、体内无法合成雌马酚且绝经5年内的妇女进行为期1年的临床试验后，结果显示，每天服用安慰剂的女性（21名受试者）全身骨密度损失约为2%，而每天服用10毫克雌马酚的女性（24名受试者），其骨密度的损失减少了约一半。

除此之外，雌马酚也能降低糖尿病的患病风险。

人体内分泌的雌激素能够促进胰岛素发挥作用，抑制血糖水平的上升。

当更年期体内雌激素的分泌开始减少时，血糖水平往往会出现上升趋势，此时女性患糖尿病的风险也会随之增加。某研究以25位已绝经且体内无法合成雌马酚的女性为研究对象，让她们每天服用10毫克的雌马酚，连续服用12周后，发现其体内糖尿病参考指标——糖化血红蛋白（HbA1c）的水平有所降低，血糖代谢也有所改善。

持续摄入雌马酚可以抑制骨密度下降，改善血糖代谢

全身的骨密度

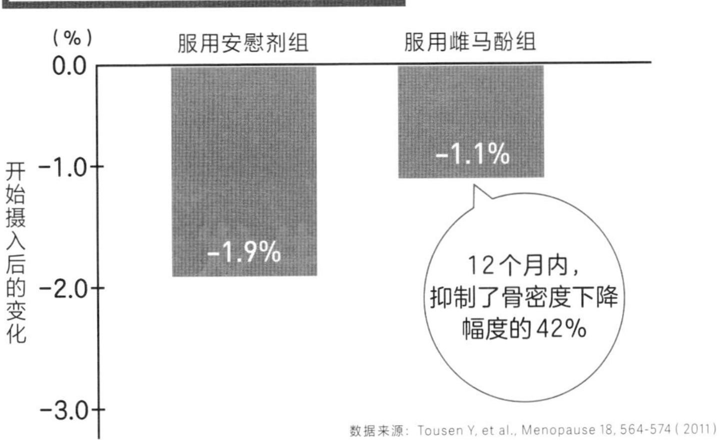

数据来源：Tousen Y, et al., Menopause 18, 564-574 (2011)

糖尿病指标（HbA1c）

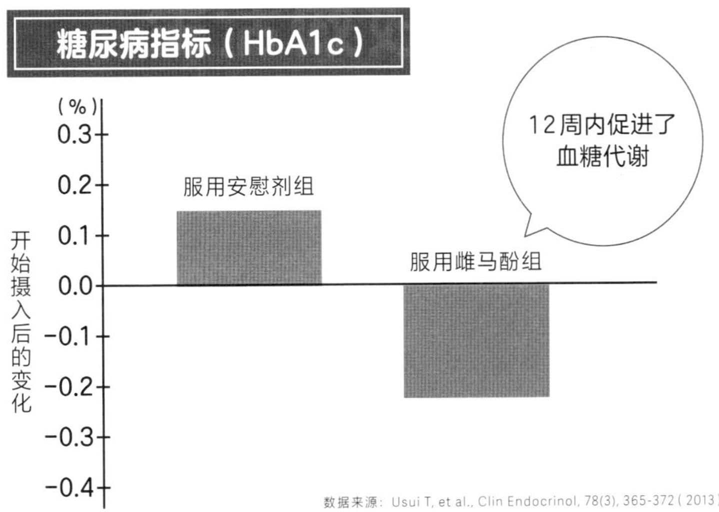

数据来源：Usui T, et al., Clin Endocrinol, 78(3), 365-372 (2013)

此外，更年期头发变得稀疏也与雌激素的减少有关。有调查数据表明，雌马酚的合成情况与发量之间存在着关联（参见本书第77页）。

在一项针对45～64岁绝经后的健康女性进行的调查中，先对这些女性头顶区域的头发进行了统计，接着根据体内是否能合成雌马酚给她们分组，再分别评估其绝经月数和头发密度之间的关系。

结果显示，体内不能合成雌马酚的人以及绝经时间更久的人，发量更少。相对应地，体内可以合成雌马酚的人发量往往没有发生明显变化，表明雌马酚可能具有防止脱发的作用。

雌马酚也可能与维持良好发质有一定的关系。

研究者分别对体内能够合成雌马酚和不能合成雌马酚的实验对象进行了评估，在询问她们的头发状况与绝经前相比有何不同时，后者称会更明显地感觉到自己的头发变得不易打理，并且失去了光泽。

相反，前者却没怎么感觉到发质的变化，这表明雌马酚可能有助于延缓绝经后的发质下降速度。

雌马酚作为一种能缓解更年期不适的有效成分，不仅能改善骨骼和关节症状，还能降低生活方式疾病的患病风险，因此在当下很受关注。

体内能合成雌马酚的人，头发的光泽和弹性通常不受影响

雌马酚的合成和发量的关系

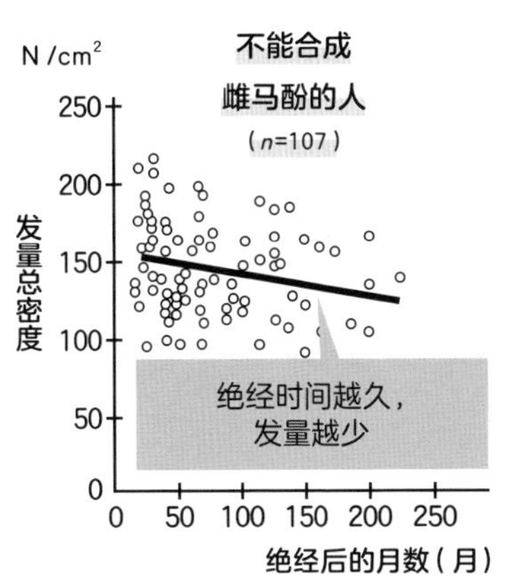

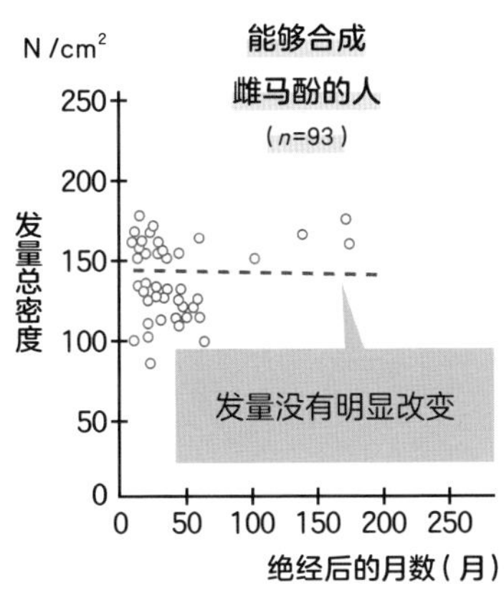

体内可合成雌马酚的人的发质变化

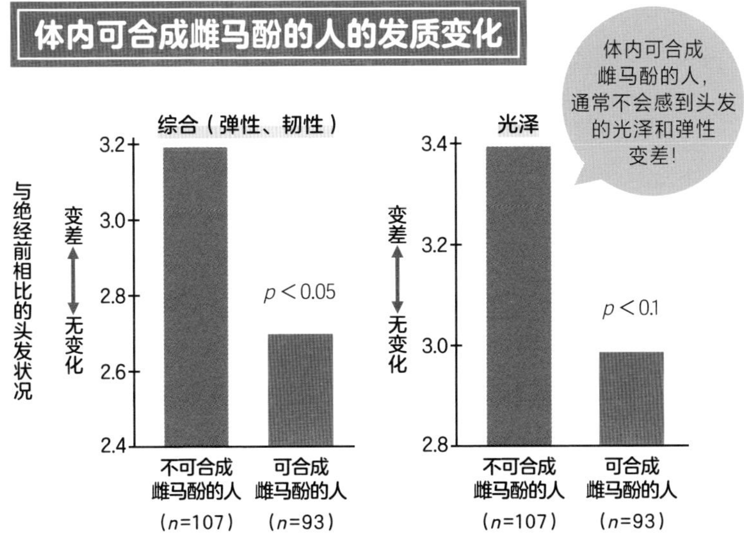

数据来源：宫川穗佳，日本美容皮肤科学会杂志，30, 8-17,（2020）

提升睡眠质量，更年期症状也会得到改善

充实地度过睡前的 3 小时

失眠是进入更年期后常见的问题之一，其中最常见的是半夜易醒。醒来后如果能继续入睡，那就没什么问题；但如果醒来后无法再次入睡，睡眠质量就会大大降低。

人的正常睡眠根据脑电波状态可分为2个时间段。非快速眼动睡眠阶段是大脑处于休息的状态，被称为慢波睡眠，按睡眠程度由浅至深可分为4期。另一个时间段——快速眼动睡眠（又称为快波睡眠）期间，身体会处于休息状态。在这个阶段，人的睡眠较浅，眼珠会转动，往往会进入梦境。

当慢波睡眠不足时就会导致夜间易醒和深度睡眠障碍，而充分安排好入睡前3个小时的活动则有助于解决这一问题。

自我检查睡眠情况并想办法解决睡眠问题，也有助于缓解一系列的更年期症状。

更年期女性容易发生的4类睡眠问题

入睡障碍型

躺在床上试图睡觉却很难入睡。可能要花30分钟甚至是1个小时以上的时间才能睡着。

中途醒来型

睡眠过程中多次醒来，之后便难以入睡，感觉很痛苦。这是更年期最常出现的失眠类型。

晨间早醒型

比预期的起床时间早醒2个小时以上，之后便无法入睡。白天感到非常困倦。

熟睡不醒型

明明睡眠时间充足，却总会感到疲劳，也与睡眠中的呼吸暂停等问题密切相关。

睡眠节奏

入睡后大约90分钟的时间是非快速眼动睡眠期，在此期间生长激素的分泌将达到顶峰。

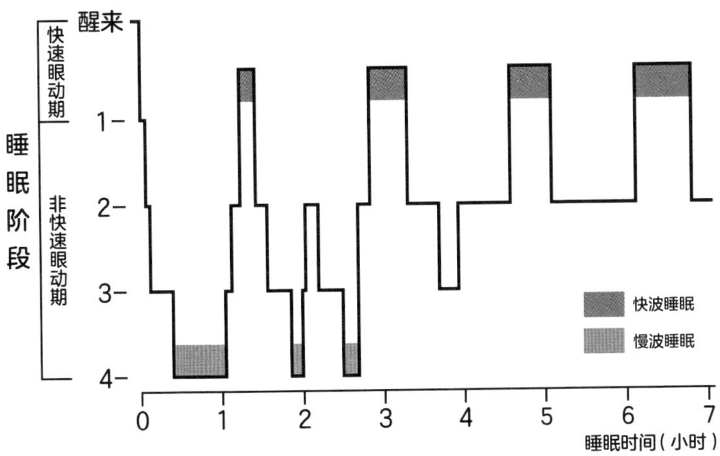

数据来源：Dement W & Kleitman N（1957）

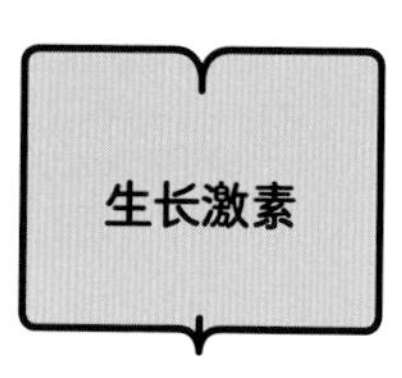

改善睡眠质量，促进生长激素分泌

保持年轻状态，增强抗压能力

生长激素是身体在睡眠时分泌的激素之一。生长激素的作用广泛，能够促进细胞生长、修复受损组织，对保持身体的年轻状态非常重要。约有70%的生长激素是在非快速眼动睡眠阶段分泌的，特别是在入睡3小时内的4个深度睡眠周期里。

想要让人体在入睡后顺利分泌生长激素、在醒来时感到神清气爽，前3个小时的深度睡眠非常关键。

在非快速眼动睡眠期间，皮质醇的浓度会降低。皮质醇也被称为“压力激素”，高水平的皮质醇会使人产生应激反应，影响入睡。如果早上醒来时，你感觉昨天睡前让你生气的事已经没那么困扰你了，是因为在睡觉时身体的皮质醇水平下降了。因此，良好的睡眠也可以帮助你减轻压力。

最初的非快速眼动睡眠阶段是分泌生长激素的关键

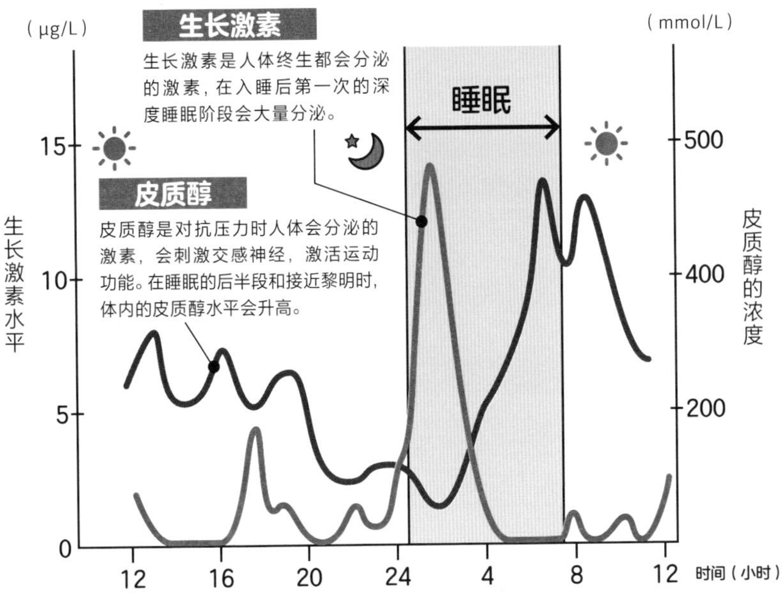

数据来源：Copinschi G,et al., Endocrine rhythms, the sleep-wake cycle, and biological clocks. Endocrinology : Adult and Pediatric, Chapter 9,147-173(2010)

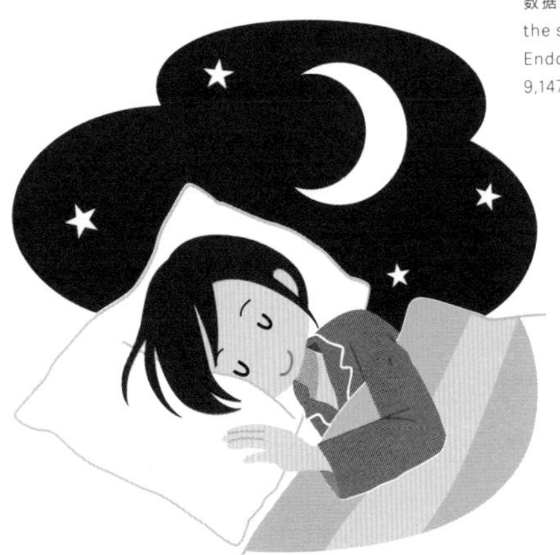

身体顺利分泌生长激素的关键在于，要改善入睡后最初的非快速眼动睡眠阶段的睡眠质量。生长激素是一种重要的激素，对身心的整体状况有很大影响。睡眠质量差以及入睡困难的女性，更年期症状往往会更严重。

睡眠不足会使人更容易生病

7小时以上的睡眠可以使人远离疾病！

睡眠不足对人的心理和身体两个层面的健康都会产生负面影响。在心理层面，有数据表明持续的睡眠不足会导致抑郁症的患病风险增加1倍。

睡眠不足会削弱免疫系统，导致人体容易患上各种疾病，还会导致糖尿病和高血压等生活方式疾病的恶化。研究同样表明，如果不能保持较好的生活作息，乳腺癌的发病率也会升高。

也有研究表明，睡眠不足与痴呆之间同样有关联。糖尿病和高血压的患者可能会因睡眠不足而出现病情恶化；动脉硬化患者的病情可能因睡眠不足进一步发展成脑部血管堵塞，最终演变成血管性痴呆。此外，睡眠不足还会使得引发阿尔茨海默病的物质“β淀粉样蛋白”在大脑中积累。

关于最佳睡眠时间的说法有很多，但能够延长寿命并且将糖尿病发病风险降至最低的睡眠时长大约是7小时。所以无论如何，每天要保持7小时以上的睡眠。

睡眠能冲洗堆积在大脑中的“垃圾”

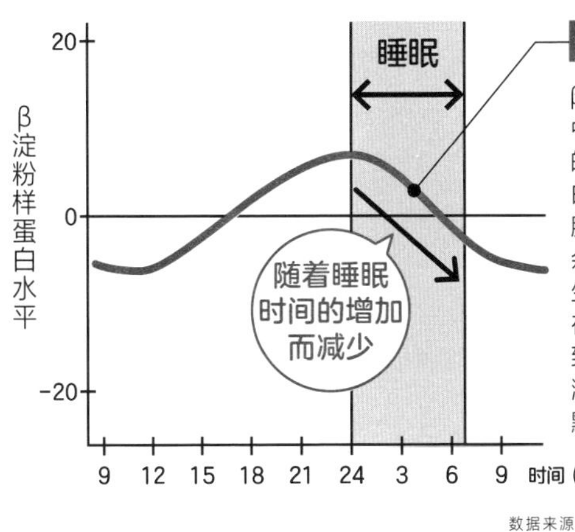

β淀粉样蛋白

β淀粉样蛋白是产生于大脑中的一种蛋白质。一个健康的人在睡眠时，β淀粉样蛋白通常会作为代谢废物被大脑排出。但如果大脑中残余的β淀粉样蛋白粘连并发生变异，将不能被排出，其在大脑中累积的结果是导致神经细胞死亡，大脑逐渐萎缩，最终引发阿尔茨海默病。

数据来源：Huang Y, et al., Arch Neurol（2012）

理想的睡眠时间是7小时左右

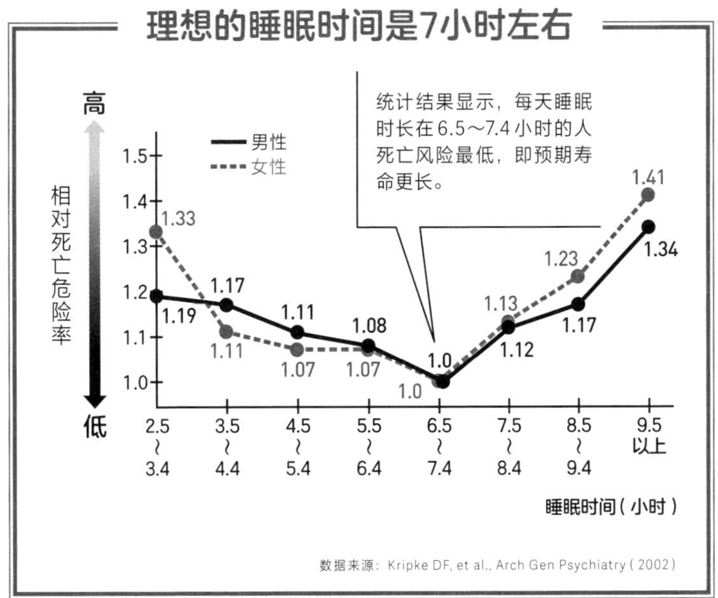

统计结果显示，每天睡眠时长在6.5～7.4小时的人死亡风险最低，即预期寿命更长。

数据来源：Kripke DF, et al., Arch Gen Psychiatry（2002）

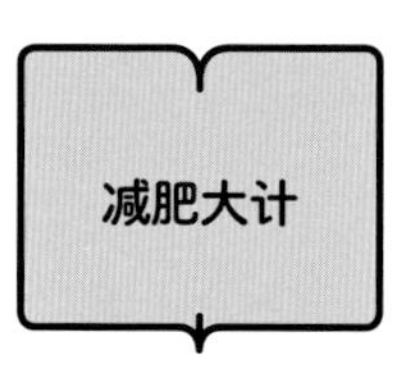

提升睡眠质量，赶走肥胖！养成易瘦体质

不睡觉的女性容易发胖

睡眠不足是减肥大计的劲敌。有数据显示，睡眠不足的人往往腰围也会更粗。这与“瘦素”和“胃泌素”这两种激素有关。

瘦素由脂肪细胞产生，具有抑制食欲的作用。当人的睡眠时间变短时，血液中的瘦素水平会降低，从而使食欲增加。研究显示，睡眠时间超过8小时的人，体内的瘦素浓度通常会升高，使得食欲降低。

胃泌素是一种由胃黏膜分泌的、能够增进食欲的激素。当睡眠时间减少时，胃泌素在血液中的浓度会增加，食欲也会随之增加。研究显示，睡眠时间少于7小时的人，体内的胃泌素浓度会更高，食欲也会更强烈。

所以，保证充足睡眠或改善睡眠不足的状况有助于养成易瘦体质。

良好的睡眠有助于保持好身材

抑制食欲激素（瘦素）的浓度

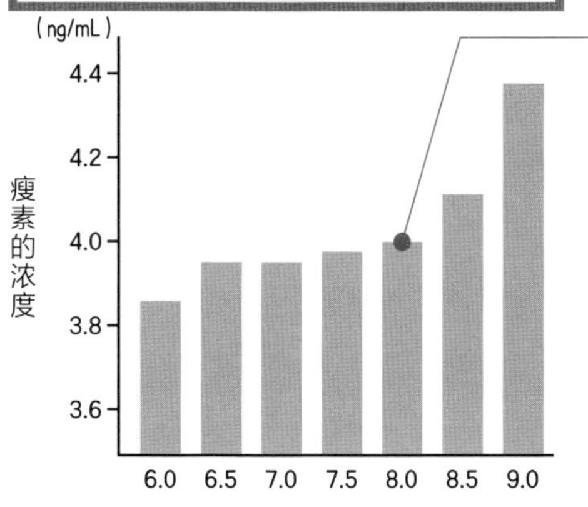

8 小时以上的睡眠会抑制食欲

睡眠时间越长，食欲受到抑制的程度越高。睡眠时间超过 8.5 小时后，抑制食欲激素的水平会突然增高。

促进食欲激素（胃泌素）的浓度

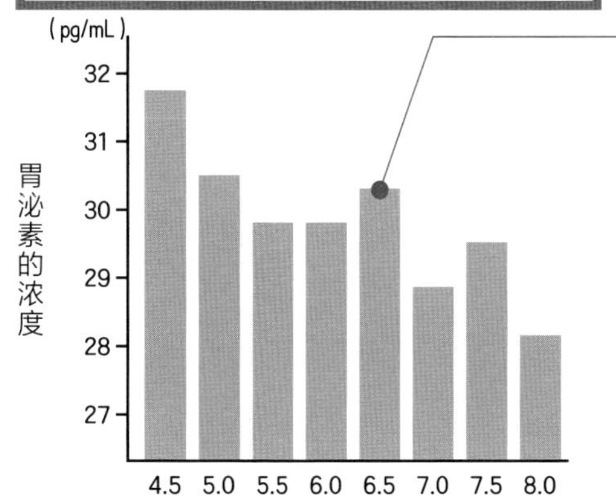

少于 7 小时的睡眠会提升食欲

当睡眠时间少于 7 小时，食欲会变得更强。

考虑到一天的时间安排，最有利于抑制食欲的睡眠时间是 7～8 小时。

数据来源：Taheri S, et al.Short Sleep Duration Is Associated with Reduced Leptin, Elevated Ghrelin, and Increased Body Mass Index. Plos Med,1(3)（2004）

控制光源

促进褪黑素分泌，提升睡眠质量

为平稳的睡眠做准备

睡眠受到光线影响的程度远远超乎我们的想象。从早晨开始，当我们暴露在阳光下14～16小时后，身体就会分泌一种促进睡眠的激素，称为褪黑素。例如，如果你从早上7点就开始在阳光下活动，那么一入夜就会容易感到疲倦。为了确保夜间能够睡得安稳，要注意在白天充分沐浴阳光，以诱使身体产生足够的褪黑素。

夜幕降临后，我们接触的主要光源最好是500勒克斯左右的橙色暖光，而不要用强光。要特别注意的是，电脑和智能手机屏幕发出的蓝光类似于阳光，所以如果晚上让自己暴露在蓝光之下，你的大脑可能会误认为现在还是白天。

夜间醒来上厕所时，尽量不要开灯，不要让眼睛接触到光线，这样会更容易再次入睡，同时也请注意不要在这时打开手机查看时间哦。

从傍晚开始使用橙色灯光，这是快速入睡的关键

时间段		灯光颜色
早晨	**沐浴阳光，重置生物钟** 早上起床时打开窗帘，让整个人沐浴在阳光里，会使你精神焕发。	白色
上午	**褪黑素准备中** 沐浴清晨的阳光，会让你的身体准备好在14～16小时后释放褪黑素。	白色
傍晚	**调整生物钟** 将房间的灯光调整为橙色的暖光，让身体知道现在已进入了夜晚。	橙色
夜间	**分泌褪黑素** 从早晨沐浴阳光开始计算，14～16小时后，人体就会释放褪黑素，引导你进入睡眠状态。	橙色
午夜	**上床睡觉** 进入被窝后，关闭房间里的灯。远离容易干扰睡眠的刺激源，提高睡眠质量。	关灯

可以用日光唤醒灯来作为闹钟！

如果阳光无法照进卧室，可以使用模拟日光的唤醒灯作为闹钟来叫醒自己。

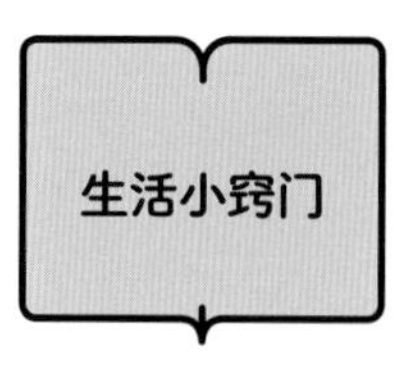

有助于提升睡眠质量的自我保健法

良好睡眠的 7 个诀窍

只需要稍微注意一下日常生活中的小细节，就可以提升睡眠质量。

午餐后如果觉得困了，可以小睡 30 分钟或者更短的时间，这叫作“充电小憩”，要点是不要睡得太沉。此外，在午睡前也可以喝一杯温热的咖啡，午睡时采取俯卧或上身向后靠、60 度仰卧的姿势，不要完全平躺。等下午醒来时你会发现自己精神焕发，工作效率也会更高。

除了通过饮食、洗澡和运动来改善睡眠外，通过手机应用程序来跟踪睡眠状况、记录睡眠日志也很有帮助。

例如，在睡前用手机设定好起床时间，放在身边，应用程序就能全程记录从入睡到醒来之间的睡眠状况，并在身体处于浅睡眠状态的最佳时机用舒缓的音乐将你唤醒。市面上有很多这类免费的应用程序可供选择，不妨试一试。

提升睡眠质量的7个诀窍

1 通过“充电小憩”给自己蓄能

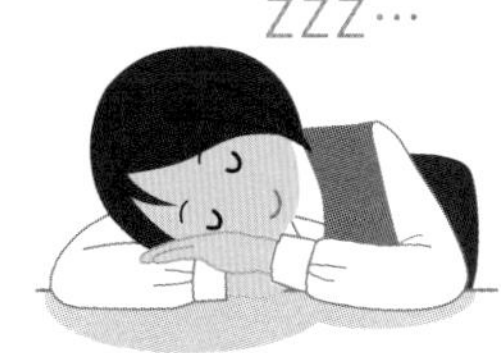

如果白天感到疲倦，不要强撑，小睡一会儿对提升状态更有帮助。不过小睡要控制在30分钟以内，否则会更加困倦。下午3点以后就尽量不要再小睡了。

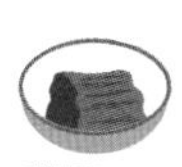
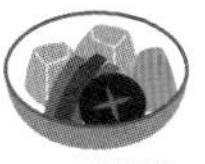
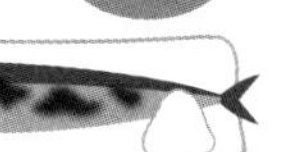
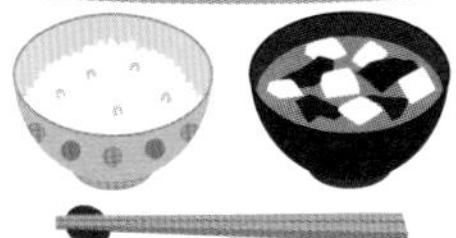

2 睡前4小时吃完晚餐

食物被消化大概需要花4个小时，如果胃中还残留着食物就睡觉，会不利于消化。另外，晚饭最好也要吃得清淡一点儿。

3 避免蓝光

电脑和智能手机屏幕发出的蓝光会刺激交感神经，干扰睡眠。因此，建议睡前将手机调整成深色的夜间模式，并远离一切电子产品。

4 晚饭前运动

最好在晚饭前运动，因为饭后运动会给胃肠道带来负担。而且运动也会刺激交感神经，在晚饭后运动容易让人变得清醒，进而失眠。

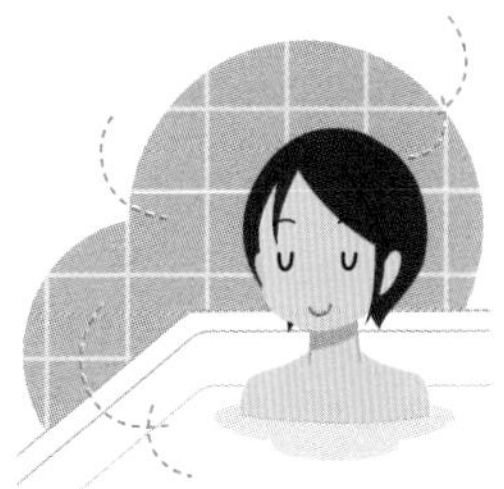

5 睡前一个半小时泡澡

泡澡会提升人体的深层体温，而深层体温恢复到正常需要1～1.5小时。体温下降会让人感到困倦，可以抓住时机及时入睡。

6 控制光源

夜幕降临后建议主要使用橙色光，入睡后尽量不要让眼睛接触到光源。

7 用应用程序记录睡眠状况

可以通过手机等设备上的应用程序，先设定好起床时间，之后让应用程序实时记录你从入睡到起床全过程的睡眠状况。另外，建议使用可以在浅睡眠阶段柔声唤醒你的应用程序。

专栏 2

你的身体能够合成雌马酚吗？雌马酚检测方法

可以通过给机构“Soycheck”邮寄检测试剂盒来检测自身是否具有合成雌马酚的能力。可以从网上购买试剂盒，用其收集尿液后再寄回检测，最终结果将通过电子邮件告知。尿液中的雌马酚含量通常被划定为5个级别，3～5级意味着身体具有合成雌马酚的能力。几乎每4个人中就有1个人的雌马酚分泌能力会随着年龄的推移而发生变化，因此最好进行多次检查。

第 3 章

调节
自主神经系统，
锻炼盆底肌

悠乐瑜伽

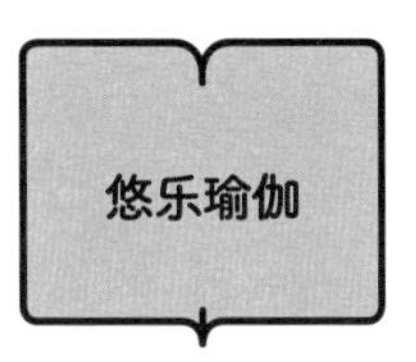

从更年期开始锻炼盆底肌

改善小肚子、预防臀部下垂的训练

盆底肌功能对女性的生活质量有着重要影响。顾名思义，盆底肌位于骨盆底部，形状像一个吊床，支撑着膀胱、子宫和直肠等重要的器官。

女性的盆底肌有三个开孔，即尿道口、阴道口和肛门。其中，尿道口和肛门控制着排泄。女性激素中的雌激素与女性全身的肌肉量密切相关，绝经后雌激素的分泌量会迅速减少，盆底肌也会失去弹性而变得更薄。最终可能会陆续出现尿失禁和子宫脱垂等盆底肌问题，这将大大降低女性的生活质量，也会导致身材走样等问题。

对于女性而言，想要顺利度过这一时期，强化盆底肌功能非常重要。后文中的悠乐瑜伽就可以帮助女性有效锻炼盆底肌，保持年轻和健康的身心状态。

随着年龄的增长，盆底肌会变得越来越脆弱

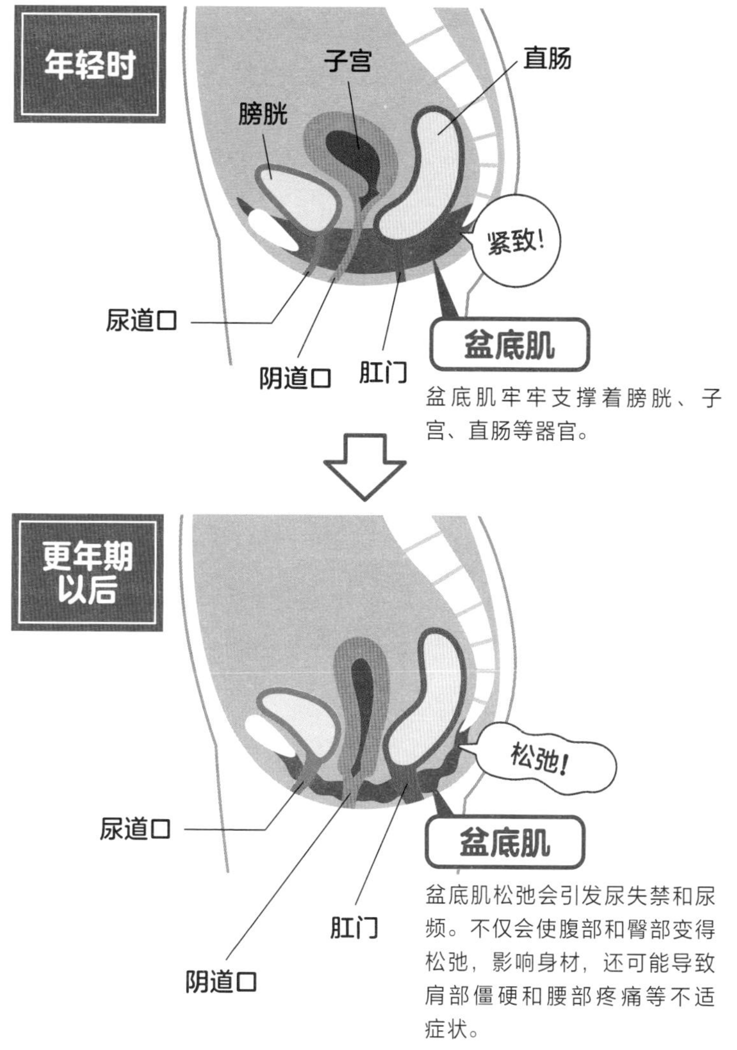

盆底肌牢牢支撑着膀胱、子宫、直肠等器官。

盆底肌松弛会引发尿失禁和尿频。不仅会使腹部和臀部变得松弛，影响身材，还可能导致肩部僵硬和腰部疼痛等不适症状。

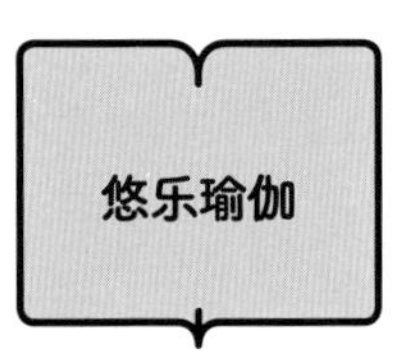

每天 5 分钟！强化容易衰弱的肌肉和自主神经系统

每天坚持练习，调节身心平衡

盆底肌与辅助呼吸的膈肌、像腰带一样从肋骨下方覆盖腹部直到骨盆的腹横肌以及位于后背深处用于稳定体态的多裂肌等深层肌肉共同支撑着人体的躯干，同时也与臀大肌和大腿内侧的内收肌协同工作。

悠乐瑜伽中的体式可以直接强化日常活动难以锻炼到的盆底肌，间接强化盆底肌周围的肌肉，还有促进血液循环、调节自主神经系统、调整姿态、训练躯干、预防骨质疏松等作用。练习时的关键点是在整个过程中保持匀速呼吸，每一个体式保持 10 秒钟（或重复 10 次）。可以随意选择其中的几个体式，每个体式做 2 ～ 3 组。只要每天坚持做 5 分钟，就能均衡地锻炼全身，取得事半功倍的效果。

锻炼深层核心肌群是强化盆底肌的捷径

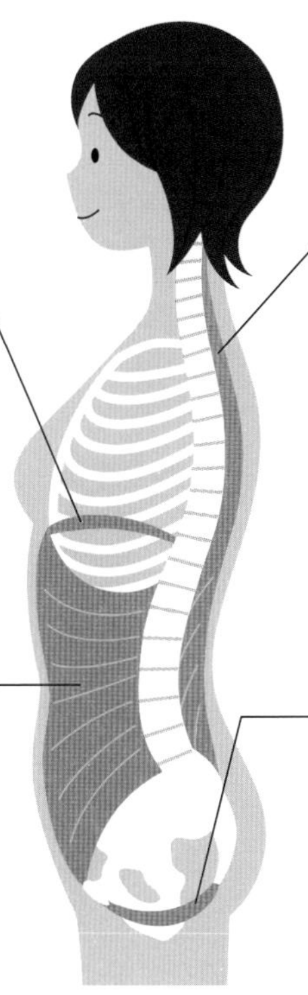

膈肌

呼吸是通过膈肌的上下运动而完成的，也与脊柱的稳定性密切相关。

多裂肌

多裂肌连接着脊柱和骨盆，支撑着身体。当多裂肌衰弱，人的体态会变差，出现衰老的痕迹。

腹横肌

腹横肌在呼气时会明显收缩，对保持正确的体态非常重要。

盆底肌

盆底肌能使位于骨盆内部的器官保持在正确位置，还有避免尿失禁的功能。

深层核心肌群

深层核心肌群是膈肌、腹横肌、多裂肌和盆底肌这4块肌肉的统称。实际上要锻炼到盆底肌是很难的，但腹部和背部的肌肉却相对容易被锻炼到。由于它们会协同配合，因此可以通过锻炼其他肌肉来达到锻炼盆底肌的目的。

促进全身的血液循环

束角式

1

坐在地面上，弯曲双膝，让双脚的脚掌相对。

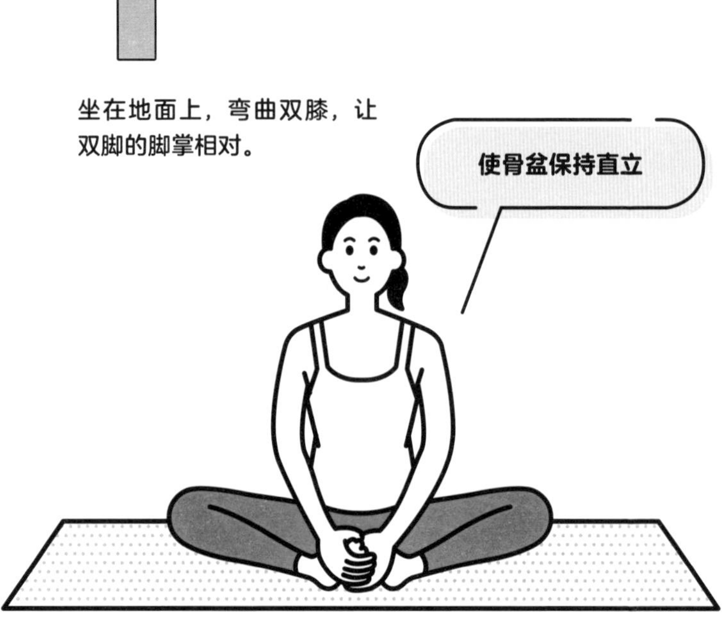

这一体式可以提升髋关节的灵活性，放松骨盆周围的肌肉，改善全身的血液循环。

2
双手抓住双脚的脚尖，
将身体拉向脚的方向。
3
一边呼气，
一边身体向前
弯曲折叠。
反复深呼吸
想象锁骨
向左右两侧展开

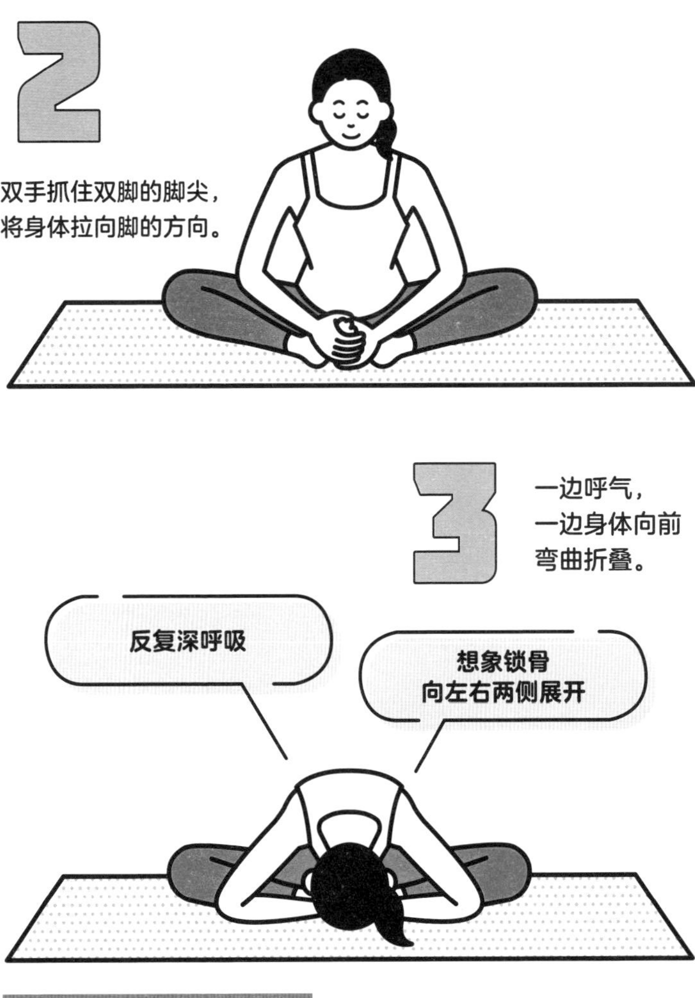

保持这一姿势10秒钟

调整自主神经系统

眼镜蛇式

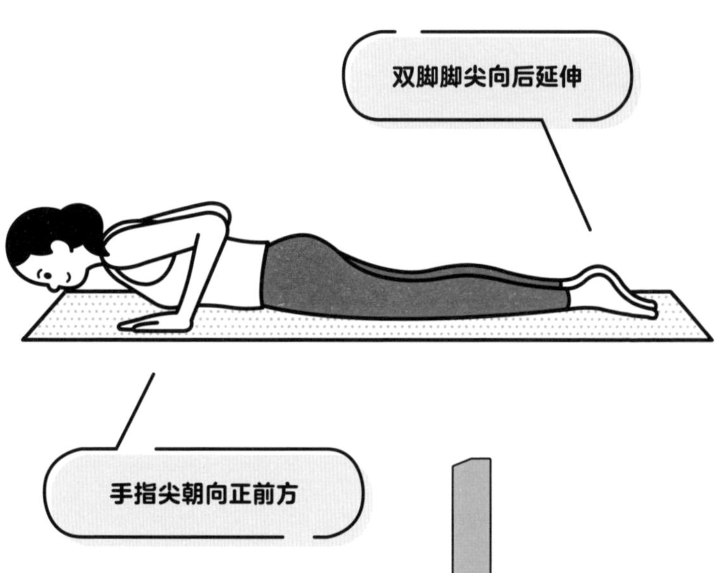

1

俯卧于地面上，双脚分开，与肩同宽。弯曲双肘，收紧腋下，将双手放在胸部两侧，呼气。

这一体式可以舒展容易紧缩的胸腔，调节呼吸节奏，改善副交感神经的功能。

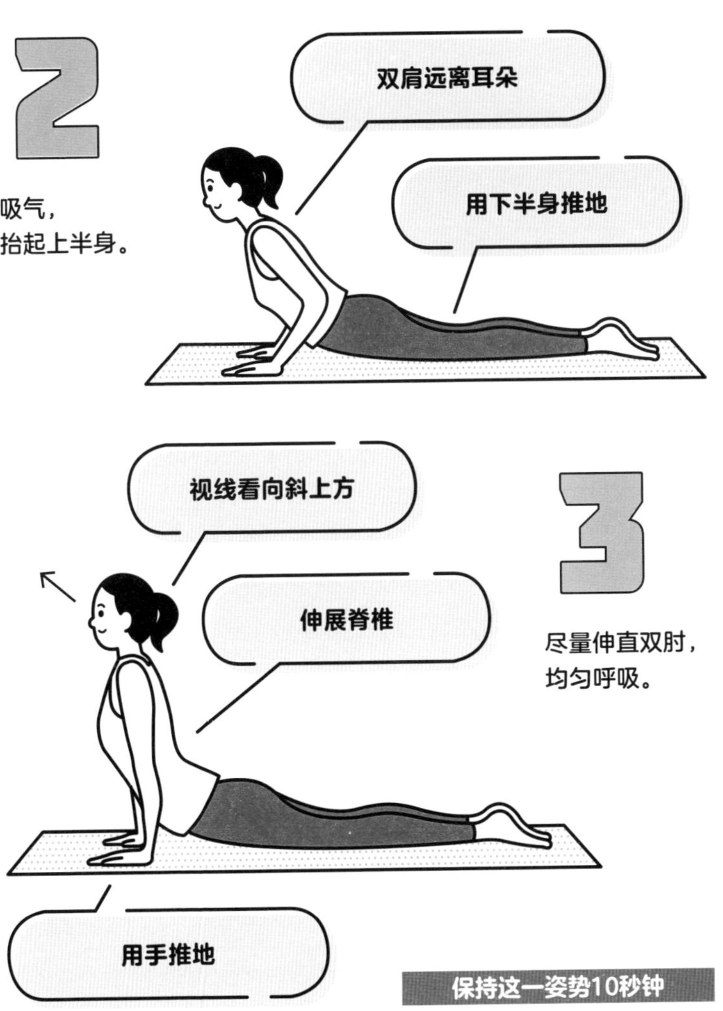

促进骨盆周围的血液循环

新月式

1
双手和双膝着地，将双手的五指均匀分开。
将手腕置于双肩的正下方
将双膝置于髋关节的正下方

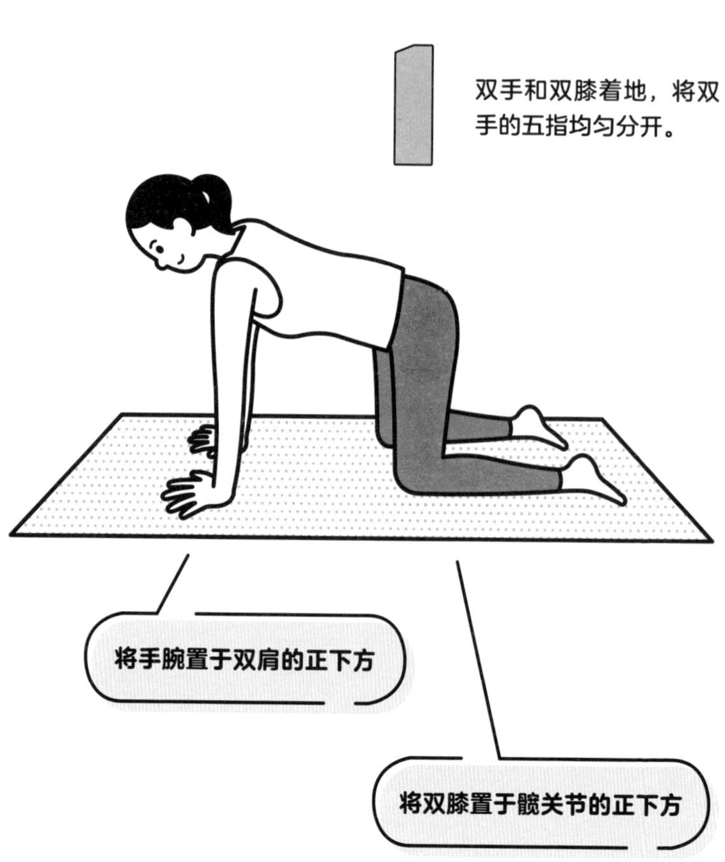

这一体式可以舒展腹股沟区域，改善淋巴和血液循环，消除全身的倦怠感。

2

右脚大步跨出，踩在双手之间，左脚向后方伸展。

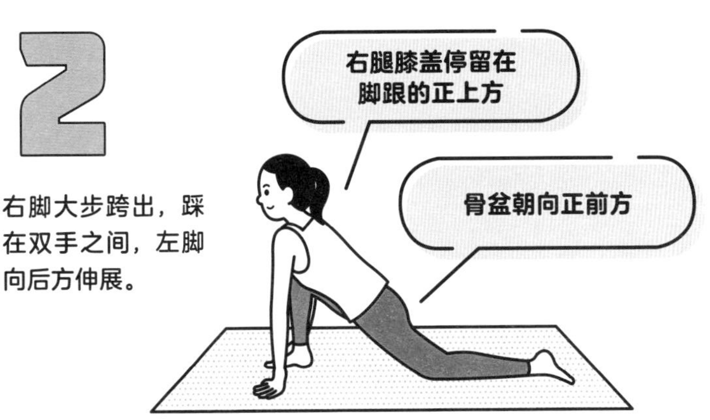

3

吸气，抬起双臂，打开胸腔，保持正常的呼吸。

用下腹部发力，避免
过度挤压腰部
右小腿与地面
呈 90 度夹角
骨盆垂直于地面
将身体的重量放在前脚上

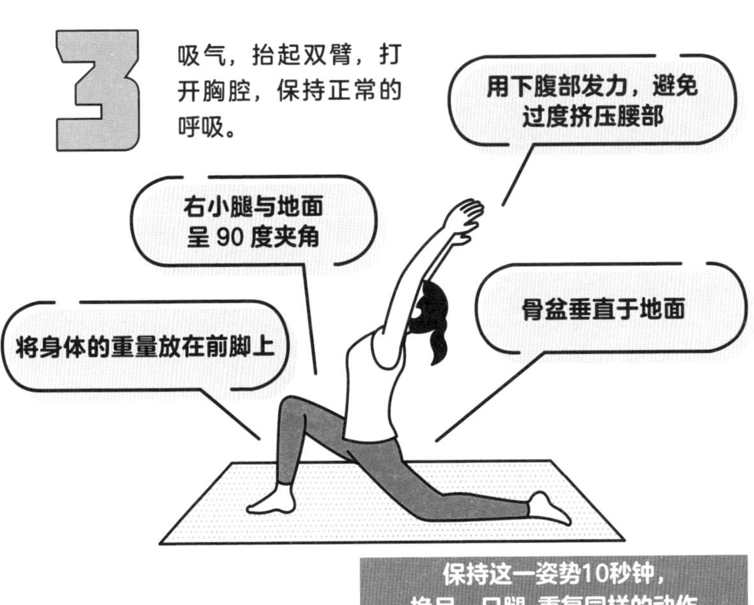

保持这一姿势10秒钟，换另一只腿，重复同样的动作

直接强化盆底肌

手抓脚趾站立伸展式

1

双脚分开站立，比肩膀略宽，用双手的食指和中指一起抓住双脚的大脚趾。

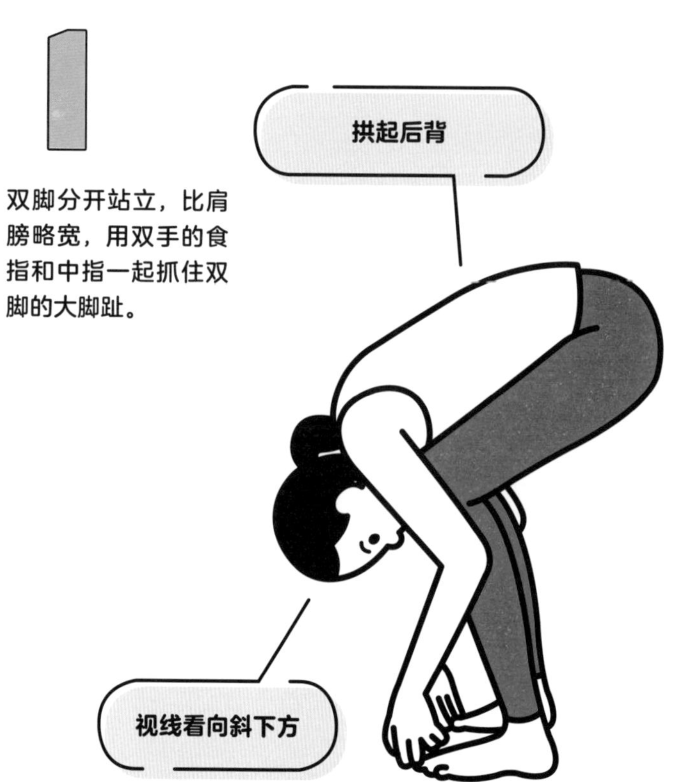

这一体式可以激活平时难以锻炼到的盆底肌。伸直双腿，将臀部向斜上方推出会更有效果。

2
一边呼气，一边伸直膝盖，骨盆前倾。
挺直后背
将臀部向斜上方推
一边呼气，一边找到将外阴部向内收的感觉
视线看向正前方

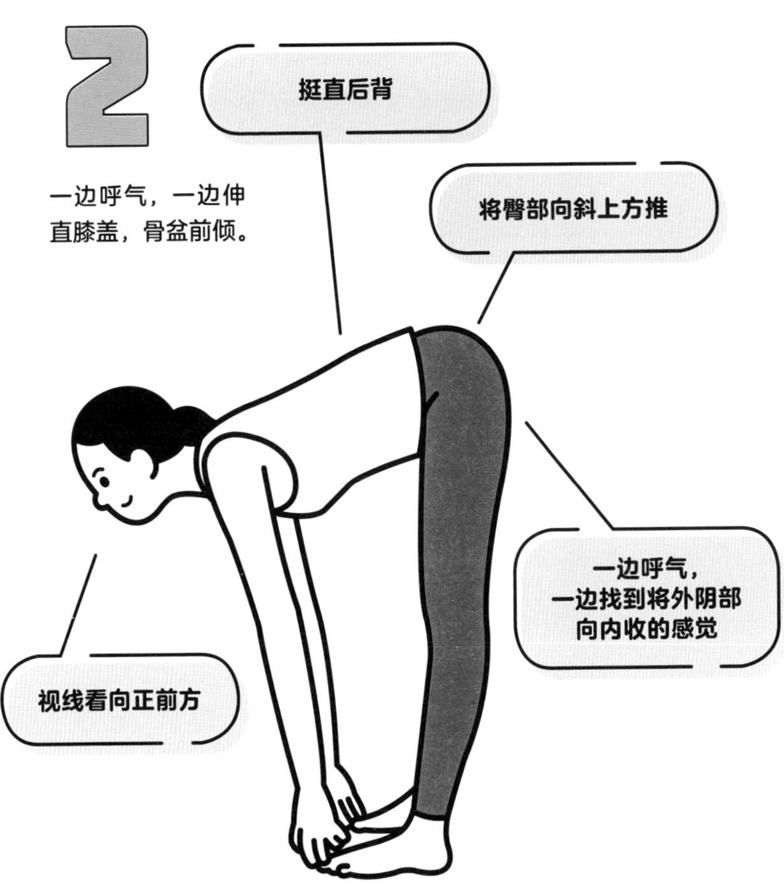

如果手抓脚趾时不能伸直膝盖，
也可以把手放在膝盖上。

保持这一姿势10秒钟

通过激活腹横肌强化盆底肌

Z字式

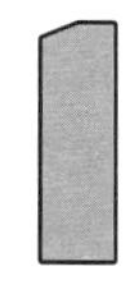

双膝跪地，双腿分开与肩同宽，脚背贴地。

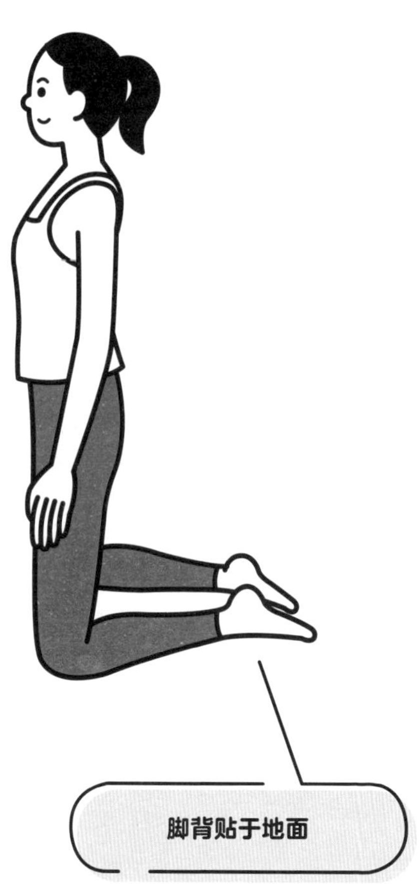

当上半身向后倾时，腹部会发力，收缩腹横肌，会连带着强化盆底肌。

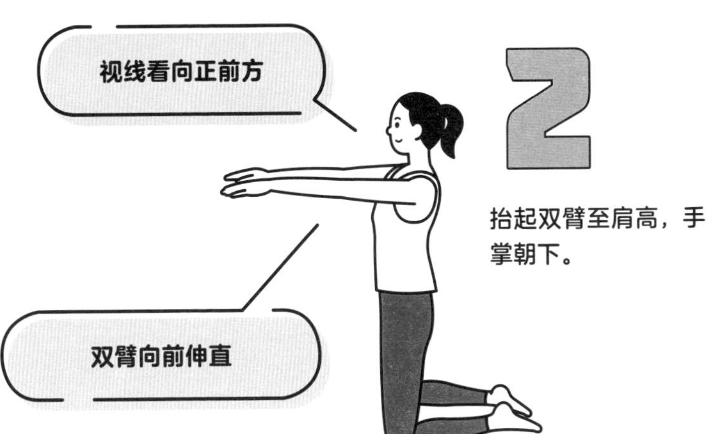

抬起双臂至肩高，手掌朝下。

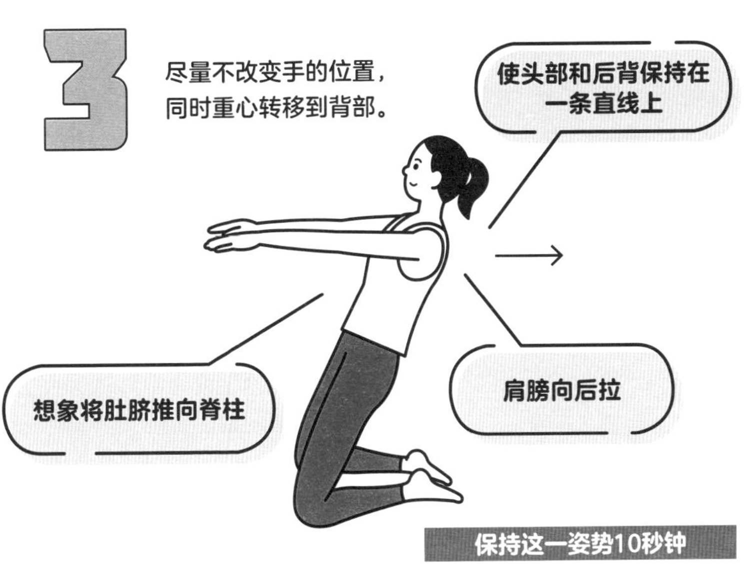

尽量不改变手的位置，同时重心转移到背部。

保持这一姿势10秒钟

通过激活多裂肌强化盆底肌

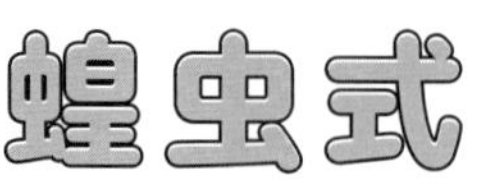

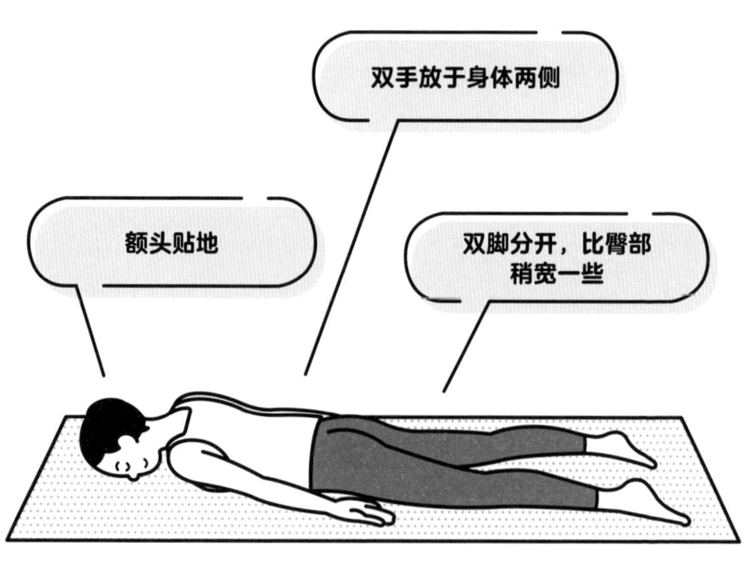

1

俯卧在地面上，伸展双手双脚，放松身体。

这一体式可以通过激活多裂肌，锻炼盆底肌，具有提臀美腿等效果。

手心和脚心朝上，向后方延伸
抬起头，目视正前方

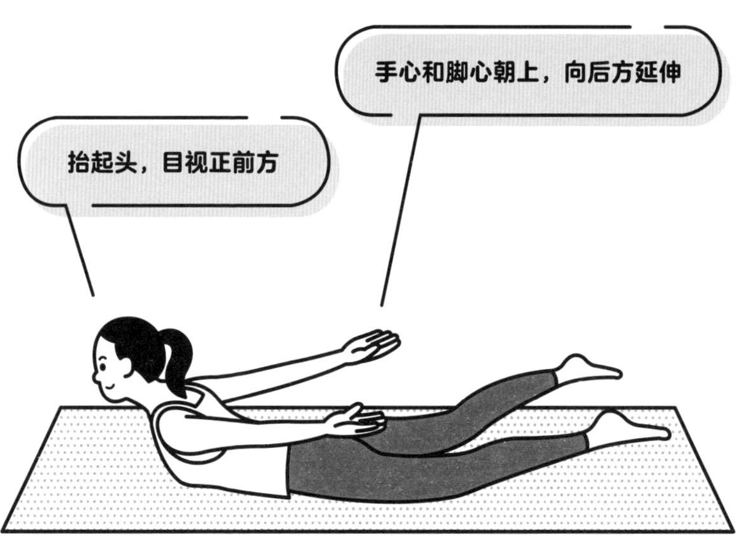

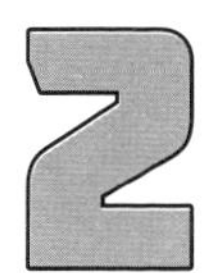

背部收紧，先抬起右手和左脚，在保持身体平衡的前提下，再抬起左手和右脚。

※ 腰痛的人请不要做这个体式

保持这一姿势10秒钟

通过激活臀大肌强化盆底肌

臀桥式

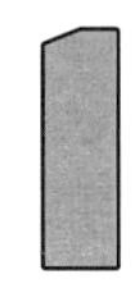

仰卧于地面上，屈膝，双腿并拢。

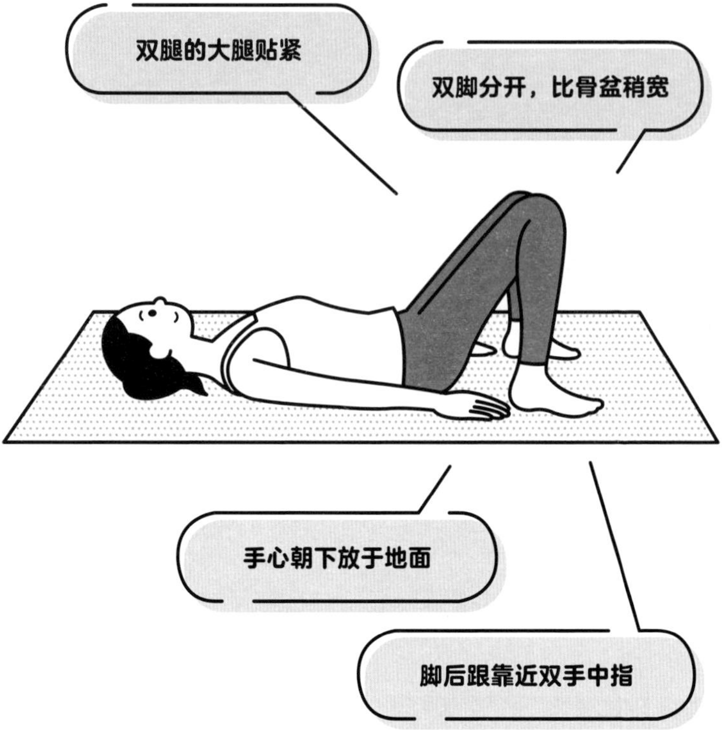

双腿的大腿贴紧

双脚分开，比骨盆稍宽

手心朝下放于地面

脚后跟靠近双手中指

这一体式可以同时锻炼臀大肌和内收肌，强化下半身肌群，从而间接锻炼盆底肌。

2

抬起臀部，使肩、髋、膝处于同一条直线上。

肩膀到膝盖呈一条直线
同时有意识地靠拢双膝

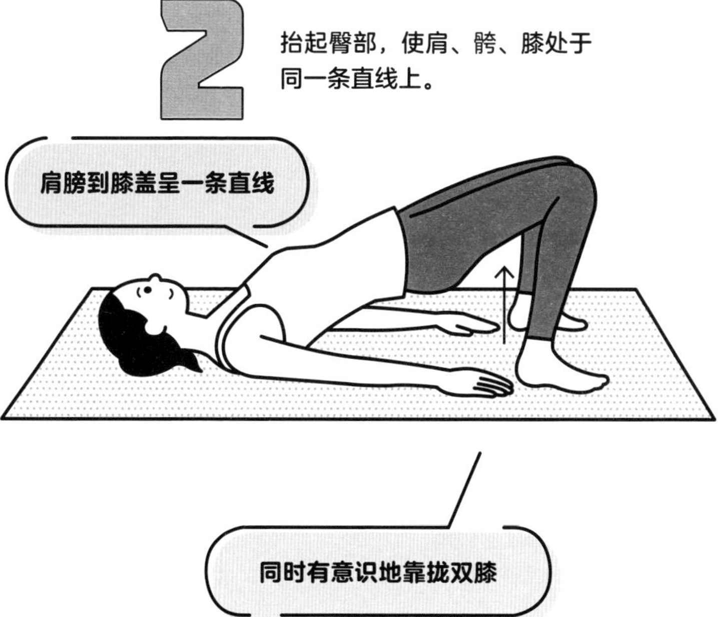

保持这一姿势10秒钟

锻炼核心，调整身体平衡

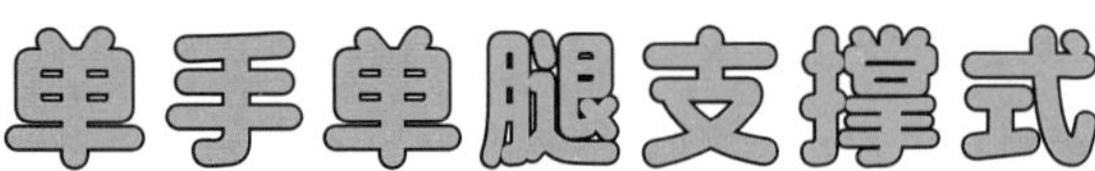

单手单腿支撑式

1

双手双膝撑地，
五指均匀分开。

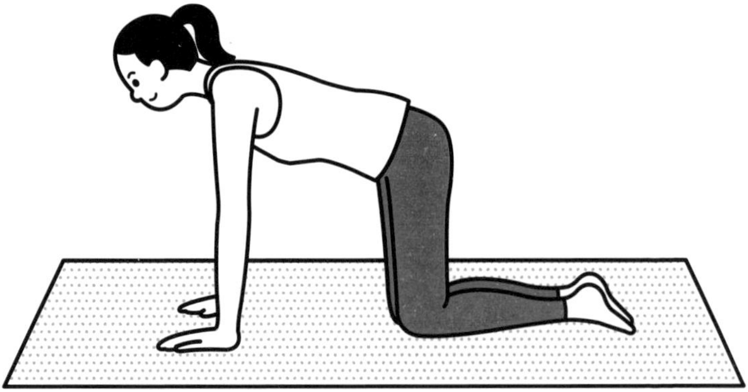

双手手腕放于
肩关节的正下方

双膝放于髋关节的正下方

练习保持这种不稳定的姿势可以锻炼腹横肌，还可以锻炼平衡感，预防摔倒。

想象肚脐向上提起的感觉
2
右手向前伸直，
左腿向后伸直。
3
右膝撑地，右腿抬起，
脚尖向上。伸直的手臂
和对侧脚尖保持在同一
个平面。
腹部不要向下坠
视线看向正前方
用膝盖
支撑于地面
想象肚脐下方
有物体支撑着的感觉

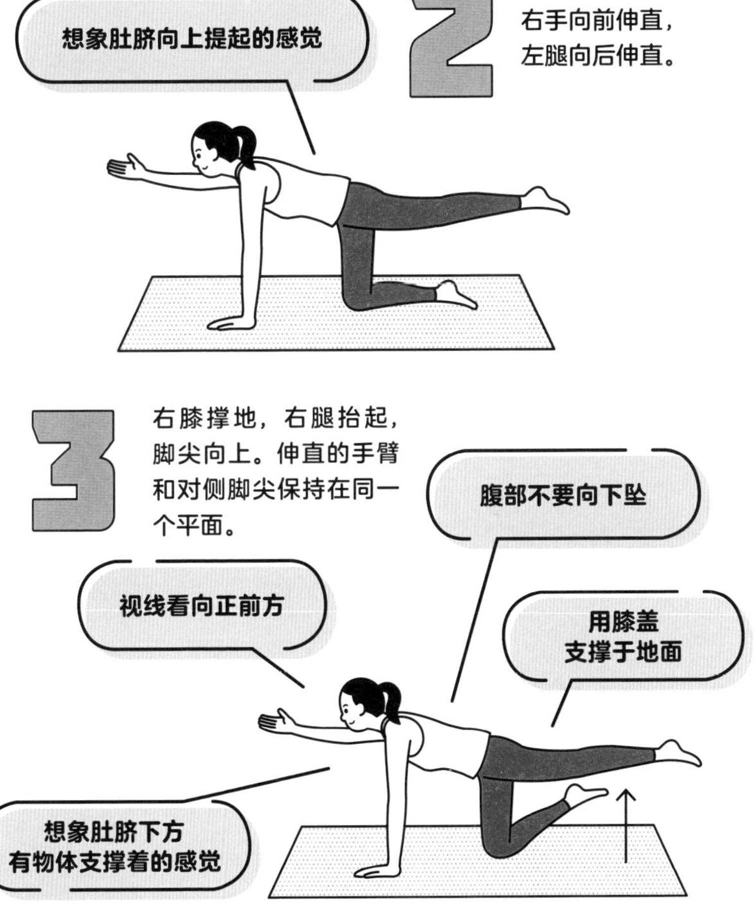

保持这一姿势 10 秒钟，换另一只腿，再做一组

预防骨质疏松症

踮脚伸展式

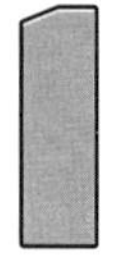

站立姿势，双脚的脚后跟并拢，脚尖分开。

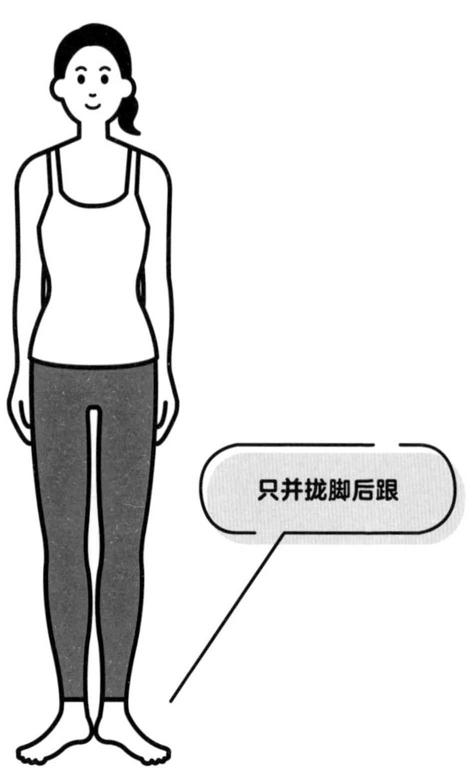

这一体式可以刺激内收肌群和盆底肌。用脚尖站立可以锻炼躯干，改善体态并使步行更轻松。

2
双手向上举起，向上抬起双脚的脚后跟。
两侧肩胛骨内收
腹部和臀部发力
将双膝靠拢，收紧臀部并上提
双脚脚后跟保持并拢

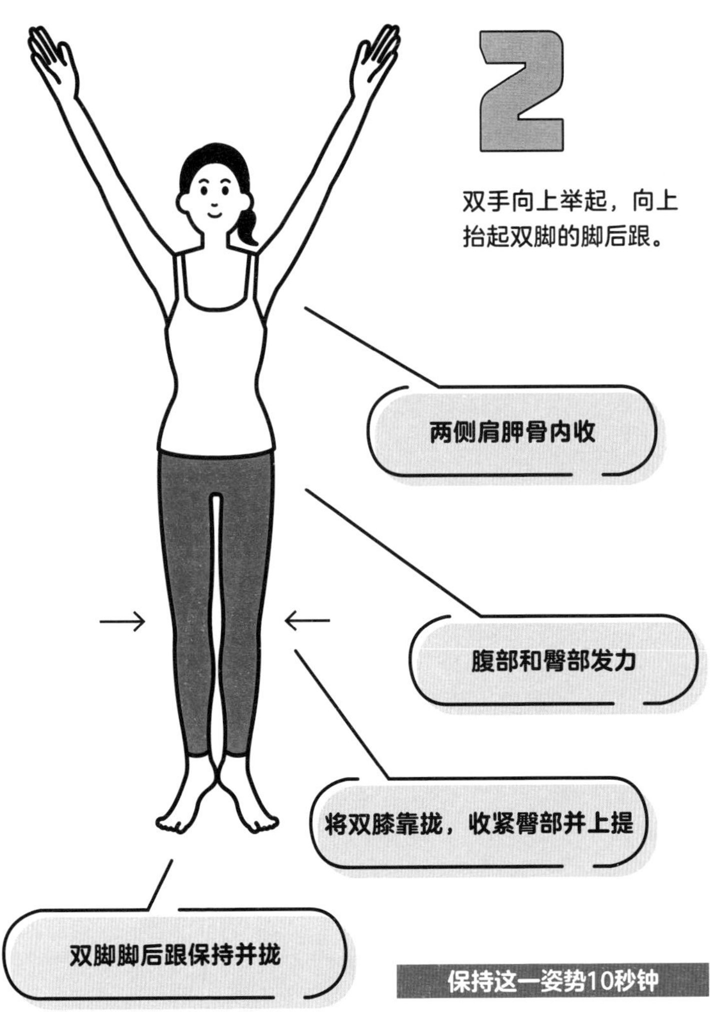

保持这一姿势10秒钟

预防骨质疏松

上下抬动脚后跟

1

双手放在椅背上，站直。

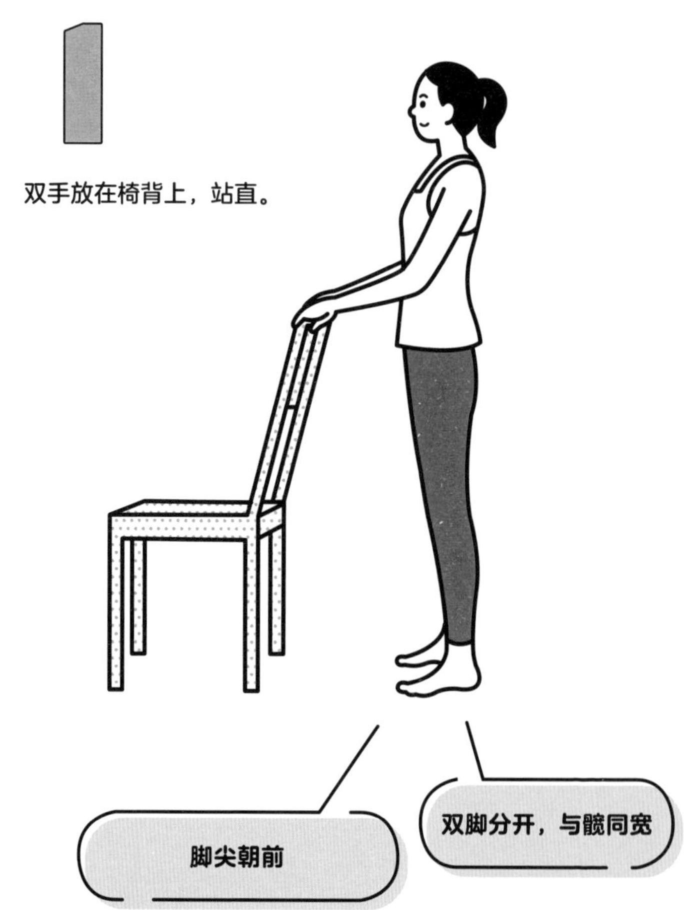

有节奏地抬起、落下脚后跟，在纵向上给骨骼以冲击力，可以有效强化下半身骨骼。

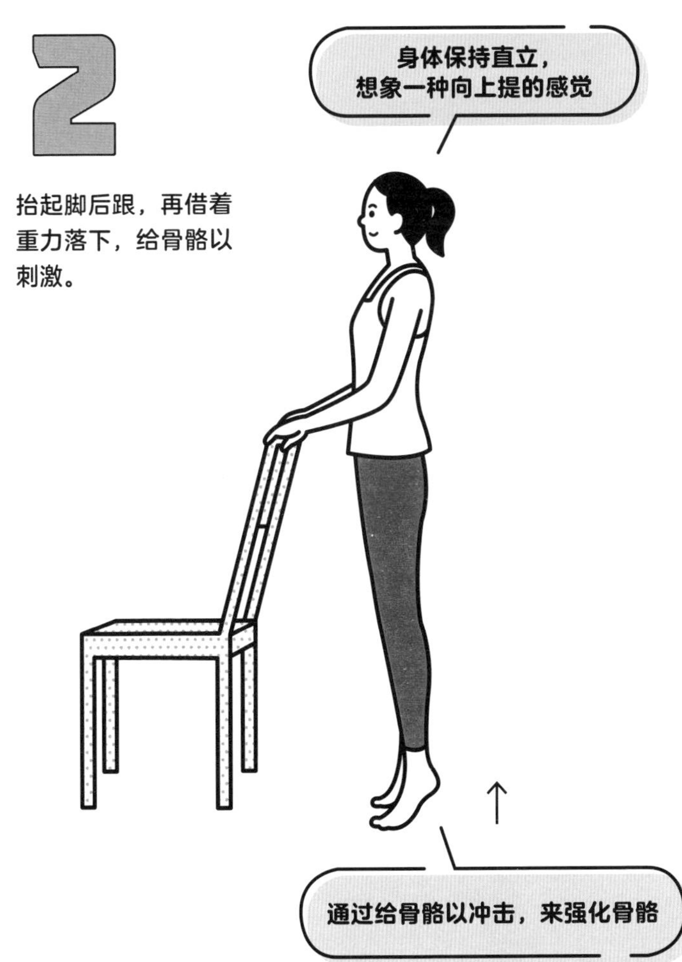

抬起脚后跟，再借着重力落下，给骨骼以刺激。

保持这一姿势10秒钟

专栏 3

雌激素减少导致的手指功能紊乱

许多女性在绝经前后会出现手指麻木、僵硬和手指关节肿胀、畸形等问题，常见的类型有赫伯登结节和布夏尔结节。在初期，这类疾病通过X射线检查一般无法捕捉到关节变形，但如果不治疗而任其发展，一旦发生关节变形，手指就会难以弯曲，影响日常生活，所以在病情尚轻时就要及时进行针对性的治疗。这些手部疾病大多都与雌激素的减少有关，具体来说是由于保护关节和肌腱的滑液分泌受到了雌激素骤减的影响，从而引发了关节病变。处于四肢末端的手指特别容易出现血液循环不良，而且由于在日常生活中使用较多，因此很容易出现劳损。如果感觉手指出现了任何问题，请尽快去外科就诊并接受检查。

第4章

妇科的正确打开方式

激素替代疗法和中医治疗

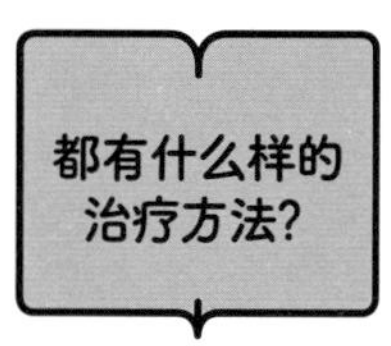

如果想让不适症状立刻消失，那就去妇科就诊！

40 岁以后，最好定期去看妇科医生

如果出现了月经不调以及其他令你担忧的更年期症状，请先去医院咨询妇科医生。

很多更年期问题都是由于卵巢不再分泌雌激素而引起的，而所谓激素替代疗法就是补充体内缺少的雌激素。激素替代疗法不仅能极大地缓解更年期症状，而且对维持女性绝经后的身体健康也非常有帮助。

此外，根据个人体质调配的中药对改善更年期症状也很有帮助，特别是对于失眠、头晕、易怒和抑郁等症状，效果显著。

女性的身体会在女性激素的作用下发生动态变化。如果想在绝经后过上健康且充满活力的生活，那么顺利度过更年期就非常重要。最好选定一位妇科医生，定期面诊、检查，这将对更年期后过上健康且舒适的生活非常有帮助。

在妇科，医生通常要先进行以下的医疗检查和测试再确定治疗方案。

更年期症状治疗方案

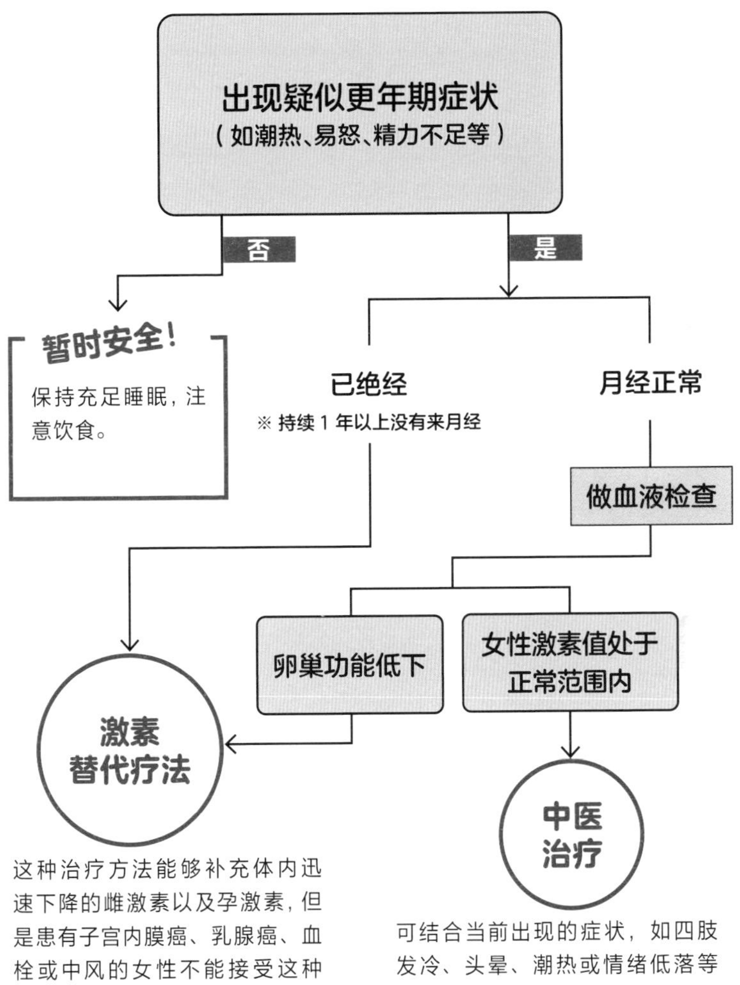

这种治疗方法能够补充体内迅速下降的雌激素以及孕激素，但是患有子宫内膜癌、乳腺癌、血栓或中风的女性不能接受这种治疗。

可结合当前出现的症状，如四肢发冷、头晕、潮热或情绪低落等症状，对症使用中药进行治疗。

◇ 问诊

初次就诊时，需要填写就诊表和更年期指数评估表（参见本书第18页）等资料，由医生面对面进行诊断。

除了说明近期身体出现的明显变化（如肥胖或消瘦）外，最好还能提前准备好以下信息供医生参考：月经周期、月经天数、末次月经日期、病史、家族史、目前服用的药物和补充剂、最近的体检结果等。问诊时还要检查身体是否有基础疾病及其他并发症，如甲状腺疾病、糖尿病、肝病、肾病及其他并发症。

◇ 检查

如果在问诊阶段医生怀疑来诊者存在更年期综合征，那么根据情况通常会开具以下检查。

① 妇科检查

检查子宫和卵巢的状况。处于更年期阶段的女性患妇科疾病的风险较高，进行妇科检查有利于尽早发现一些疾病。

② 血液检查

检查血液中女性激素的浓度以确认当前是否处于更年期。

- 雌激素水平
- 卵泡刺激素水平
- 黄体生成素水平

还需要检查胆固醇、甘油三酯、肝功能和血小板等。

③ 乳腺癌筛查

通过触诊、乳房X射线检查和超声检查等来筛查乳腺癌。

④ 子宫内膜癌、子宫颈癌、卵巢癌、子宫肌瘤和子宫内膜异位症的排查

通过超声波和宫颈细胞取样来筛查对女性来说风险较高的癌症。同时也要检查是否存在子宫肌瘤和子宫内膜异位症，并确认卵巢的状况。

⑤ 骨密度测试

如前文所述，骨密度也与女性激素密切相关。可以通过DEXA法（参见本书第50页）来测量骨密度。如果骨量低于正常值的70%，就可以诊断为骨质疏松症。

如果通过检查最终发现身体不适的原因是雌激素减少，那么请接受相关妇科治疗。可以根据医生的建议决定采取激素替代疗法还是中医疗法。

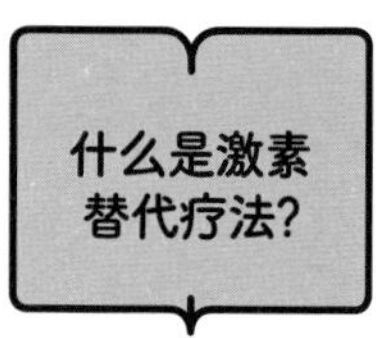

一种主动治疗法：安全地补充体内缺失的女性激素

只需要 2 个月，就能很大程度上改善潮热症状

激素替代疗法是一种直接补充女性更年期时不断减少的雌激素的治疗方法。很多人可能会对使用激素治疗的方式感到抵触。

实际上，补充的雌激素量只是更年期后维持身体健康所需要的一小部分而已，大约是月经正常时期体内分泌总量的三分之一，而且这个数值比口服避孕药中的雌激素含量还要少得多（参见本书第152页）。通过补充最低限度的雌激素，可以减缓由更年期后激素水平的快速下降带来的各类不适症状。

一般来说，对于由雌激素下降直接引起的如上火、面部潮红、异常出汗和心悸等症状，使用激素替代疗法治疗2个月左右，其中90%的症状都能得到改善，疗效相当显著。

所以如果更年期症状已经对你的生活造成了困扰，不妨考虑一下激素替代疗法。

通过激素替代疗法，平稳地缓解更年期症状

通过激素替代疗法补充雌激素

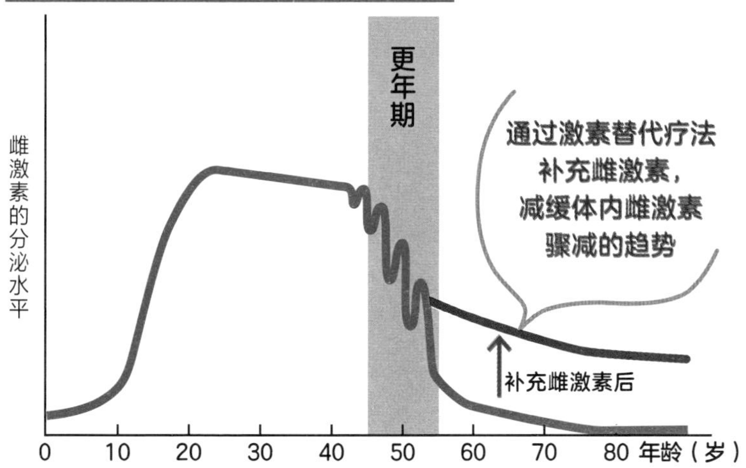

使用激素制剂的目的

20岁 30岁 40岁 50岁 60岁

口服避孕药

口服避孕药的目的是稳定月经周期，避孕，改善激素分泌失调引起的不适症状。

激素替代疗法

可以在绝经前后更换为激素替代疗法。只需要补充降低的激素水平，因此剂量只有口服避孕药的1/5，效果也很温和。

中医治疗

根据实际情况对症调整处方，帮助女性改善各类不适。适合各个年龄段的女性。

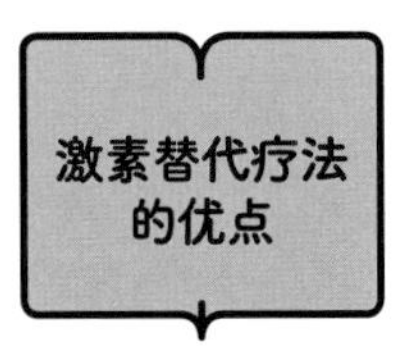

改善潮热，减缓骨质流失，还有抗衰老效果

缓解潮热，补充水分，恢复全身活力

激素替代疗法是一种通过补充雌激素来改善身心健康状况的治疗方法。这对于由更年期雌激素水平降低而引起的不适症状特别有效。

以下是激素替代疗法的三种显著效果：

① 改善潮热

面部潮红、上火、异常出汗等潮热症状通常在治疗2个月后就可以得到改善。

② 改善阴道萎缩和性交疼痛

通过使阴道黏膜恢复水润，从而改善阴道萎缩，减轻性交疼痛。

③ 预防骨质疏松症

可以抑制破骨细胞的活动，维持骨量，还有助于改善关节炎的相关症状（如关节软骨磨损、骨骼变形、手指疼痛肿胀和活动困难等）。

此外，激素替代疗法还具有其他方面的功效。

可以通过激素替代疗法改善的更年期症状(TOP3)

改善面部潮红、上火和异常出汗等潮热症状

这些都是常出现在更年期初期的症状，经过治疗后往往会出现明显好转。

改善阴道炎和性交疼痛

阴道栓剂也可以达到精准治疗的效果，疗效非常显著。

预防骨质疏松症

激素替代疗法可以防止骨密度下降。

还有以下功效

恢复身心活力	改善低落情绪	防止动脉硬化
保持肌肤水润	降低低密度脂蛋白水平，提升高密度脂蛋白水平	

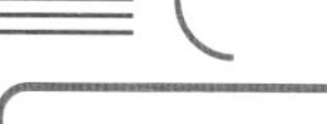

底妆变服帖了

工作恢复了干劲

欢喜之声不断！

◇ 美肤效果

相关研究数据显示，激素替代疗法有助于改善肌肤状态。在对已接受该治疗和未接受该治疗的女性进行肌肤状态对比后发现，前者肌肤中的胶原蛋白含量比后者更高。

胶原蛋白是一种可以将皮肤细胞结合在一起的蛋白质，但随着年龄的增长，皮肤内的胶原蛋白含量会逐渐减少，使皮肤失去弹性。

通过激素替代疗法补充雌激素可以增加皮肤内胶原蛋白的含量，从而恢复皮肤的弹性。

◇ 改善失眠

激素替代疗法在改善失眠方面的效果并不显著，但如果半夜易醒的原因是出汗，那么可以通过激素替代疗法来减少异常出汗的频率，从而改善半夜易醒的情况。

一般来说，潮热得到缓解后，睡眠质量也会提高，半夜易醒的情况也会好转。

◇ 改善心理健康状况，恢复注意力

更年期常见的烦躁和抑郁状态也可以通过激素替代疗法得到改善。

雌激素有抗抑郁的作用，而更年期雌激素水平的迅速下降容易导致女性精神状态不稳定、易怒并容易对琐事感到烦

恼，陷入抑郁。通过激素替代疗法补充雌激素可以帮助女性稳定情绪，消除烦躁和抑郁。

此外，具有舒缓情绪功能的副交感神经也与雌激素密切相关，因此通过激素替代疗法补充雌激素也有助于稳定女性的情绪，恢复其注意力。

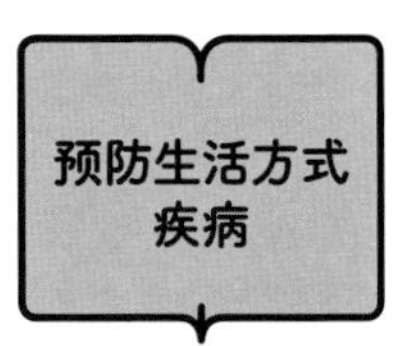

预防因衰老而导致生活方式疾病的患病风险升高

预防骨折和牙周病，维护血管和大脑健康

激素替代疗法也可以预防生活方式疾病。

雌激素能强健骨骼，保持血管弹性，并抑制低密度脂蛋白（“坏”胆固醇）的增加。绝经后，这些由雌激素带来的好处将不复存在，因此女性患骨质疏松症和动脉硬化的风险将会增加，但激素替代疗法有助于预防这些生活方式疾病。

◇ 预防骨质疏松症

很多人都认为骨骼一旦形成就不会改变，但实际上每天人体内都会有一部分骨骼进行重建。破骨细胞会分解骨质，成骨细胞会合成新的骨质，当这一过程维持着良好平衡时，人体的骨密度就可以保持稳定。研究表明，接受激素替代疗法可以有效预防骨折，避免女性在高龄时出现卧床不起的情况。

破骨细胞的功能受雌激素控制，只要体内存在雌激素，就可以维持旧骨和新骨循环更替的平衡。但绝经后雌激素水平下降，破骨细胞会变得更加活跃，使骨密度逐渐下降。最终导

通过激素替代疗法，有效预防骨折

绝经前后的骨密度变化

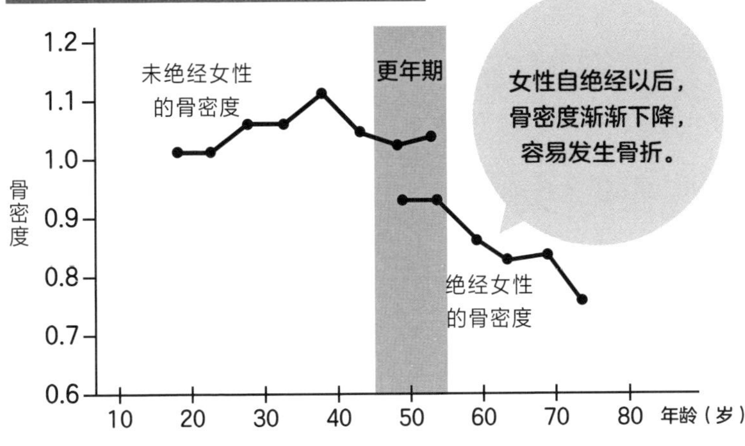

数据来源：Soda M, et al., J Bone Miner Res 8（2）：183-189（1993）

激素替代疗法预防骨折的效果

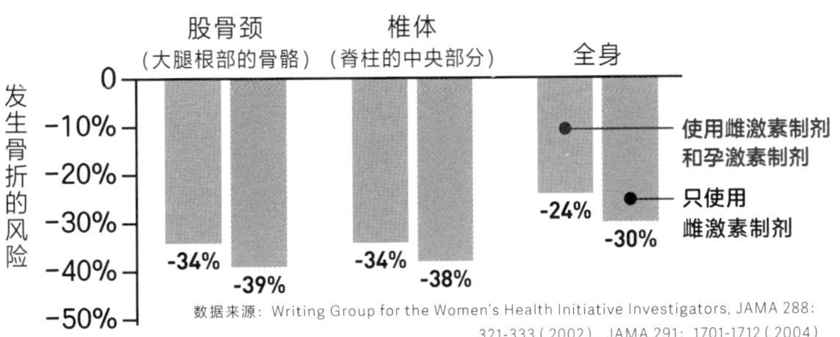

数据来源：Writing Group for the Women's Health Initiative Investigators, JAMA 288: 321-333（2002）, JAMA 291: 1701-1712（2004）

激素替代疗法可以降低股骨区域和脊柱的骨折风险，有助于保持行走能力，防止跌倒后卧床不起。

致骨骼变脆，发展为骨质疏松症。

尽管最终见效可能需要2年时间，但激素替代疗法的确可以增加骨密度。

此后如果继续接受治疗，也可以减缓骨量下降的速度。

◇ 预防动脉粥样硬化

雌激素可以减少体内的低密度脂蛋白（“坏”胆固醇），激活高密度脂蛋白（“好”胆固醇）的功能。

由血管内皮细胞产生的一氧化氮可以保持血管弹性，而雌激素可以保护血管内皮细胞，增加一氧化氮，有助于保持血管的柔软度。

女性进入更年期后，雌激素的保护不复存在，不过如果使用激素替代疗法，则可以继续保护血管免受损害。

有研究显示，激素替代疗法可以稳定血压和改善血糖水平，这可能会对预防动脉硬化起到良好效果。

◇ 预防牙周病

与皮肤以及全身其他各处黏膜一样，雌激素的减少会使得口腔黏膜也容易变得干燥。

这样一来，牙周病细菌增殖的风险就会增加。研究表明，激素替代疗法可以促进唾液分泌，缓解口腔干燥状况以及降低牙周病的患病风险。

此外，胶原蛋白也是牙龈的组成部分之一。由于更年期时雌激素水平下降，胶原蛋白也会流失。激素替代疗法有助于增加体内的胶原蛋白含量，因而也有利于保持牙龈健康。

有报告显示，通过激素替代疗法强化骨质后，口腔内的种植体也会更加稳定。

◇ 降低患阿尔茨海默病的风险

目前也有研究表明，激素替代疗法可以降低阿尔茨海默病的患病风险。但如果出现认知功能障碍后再接受治疗，是无法取得预期效果的。

综上所述，激素替代疗法可以有效预防多种生活方式疾病。

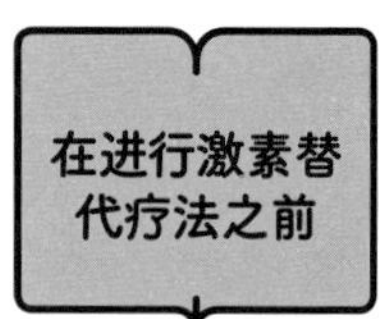

一定要先检查是否有基础疾病以及其他疾病的病史

首先要排除癌症或其他疾病

一定要在进行了必要的检查并且咨询医生后，再考虑是否接受激素替代疗法。

首先，要去妇科检查自己是否患有子宫内膜癌或乳腺癌。即使距离确诊某种疾病的时间已经超过1年，也一定要将病史告诉医生，因为在使用激素替代疗法进行治疗期间，补充的雌激素可能会导致某些疾病的恶化或复发。

同样，患有子宫肌瘤或子宫内膜异位症的人也要注意，激素替代疗法可能也会导致病情的加重。另外，有不明原因的不规则阴道流血的女性也不应该接受治疗。

此外，患有血栓（参见本书第138页）或者有心绞痛、心肌梗死或中风病史的女性都不能采用激素替代疗法进行治疗。有肝脏或肾脏疾病的患者、正在服用降压药的高血压患者、正在接受胰岛素治疗的糖尿病患者以及乳腺疾病患者也应谨慎考量激素替代疗法是否适合自己。

无法接受激素替代疗法或治疗时需要特别注意的人

有以下情况的人请咨询医生

- □ 疑似患有乳腺癌、子宫内膜癌、卵巢癌，已经患病或有既往病史。
- □ 疑似患有子宫肌瘤、子宫内膜异位症、子宫腺肌病，已经患病或有既往病史。
- □ 频繁出现不规则阴道流血。
- □ 患有血栓性疾病或有既往病史。
- □ 有肝功能或肾功能损伤。
- □ 患有心绞痛、心肌梗死、中风或有既往病史。
- □ 患有高血压或糖尿病。
- □ 患有乳腺增生。

虽然大多数女性都可以通过激素替代疗法进行治疗，但根据每个人的身体状况，有的人可能不能使用激素制剂。此外，如果目前正在使用其他药物，请务必告知医生。如果正在备孕或已经怀孕，也是不可以接受此治疗的。另外，如果有过卟啉症的急性发作史，同样不适合采用激素替代疗法。

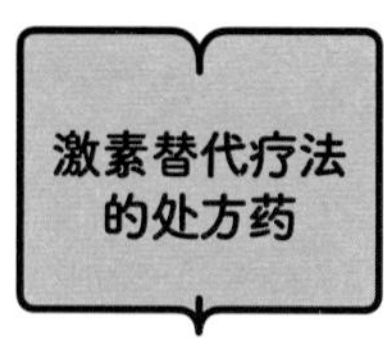

了解各类处方药的特点，选择可持续的疗法

基本方案是联合使用雌激素制剂和孕激素制剂

激素替代疗法的主要治疗方式是自己服用医生开的激素制剂，通常会联合使用雌激素制剂和孕激素制剂。

之所以要搭配使用，是因为单纯补充雌激素可能会导致子宫内膜变厚，增加子宫内膜癌的患病风险。

激素替代疗法的处方药一般包括口服药（口服类，如药片等）和外用药（张贴类，如膏药等；涂抹类，如凝胶等；栓剂，如阴道栓剂等）两大类。按成分主要分为3种类型，即雌激素制剂、雌激素-孕激素联合制剂以及孕激素制剂（参见本书第136～137页）。

如果是为了改善更年期症状而采用激素替代疗法，可以了解是否能够通过医保或其他健康保险来报销。

根据自己的生活方式和治疗目的进行选择

内服

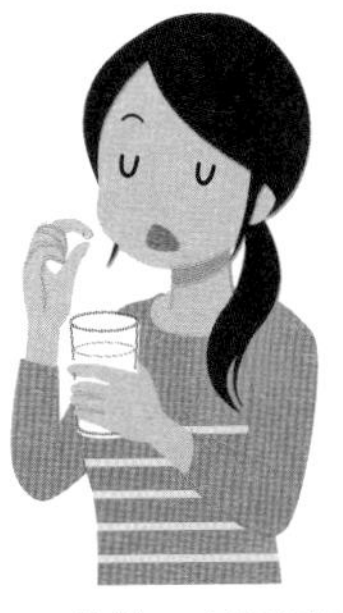

内服指口服药物。内服更易于通过增加或减少药片数量来控制药物摄入的剂量。不过这种方式不适合肠胃虚弱或肝脏功能不佳的人。

外敷

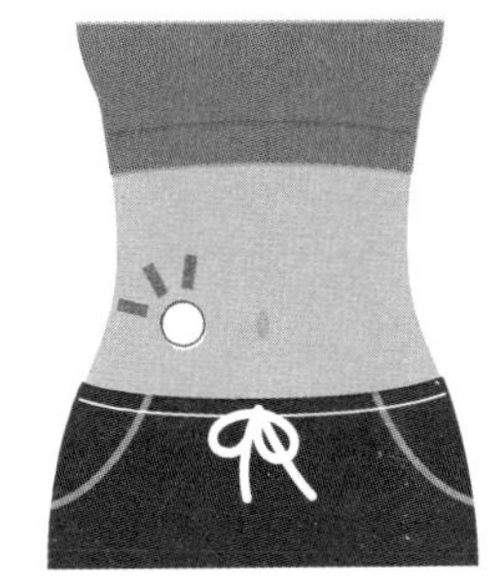

将药物贴在皮肤上，就可以使药物直接被吸收进身体中。通常当需要减少药物对胃肠道和肝脏的刺激时会选择这一方式。

涂抹

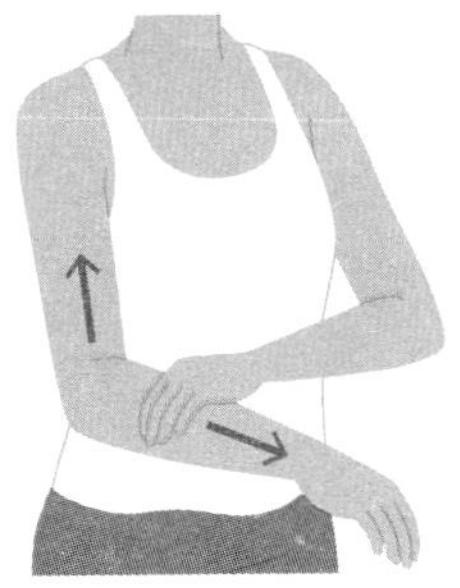

涂抹是指在皮肤上涂抹凝胶或药膏，使药物通过皮肤吸收进入血管。这种方式对胃肠道的压力也比较小。

内置

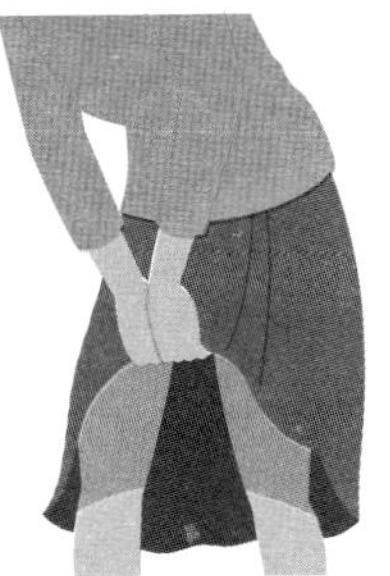

当外阴瘙痒、干燥或性交疼痛症状严重时，内置栓剂是首选的治疗方法。在全身其他部位没有出现症状的情况下，这种方法最有效。

激素替代疗法的常用药物

雌激素制剂

除了口服药物以外，也有外用的膏药和凝胶等。

种类		有效成分	药品名称
口服类	药片	结合雌激素	倍美力片
		雌二醇	雌二醇片
		雌三醇	雌三醇片
外用药	膏药	雌二醇	经皮雌二醇贴片
	凝胶	雌二醇	雌二醇凝胶
栓剂	药片	雌三醇	雌三醇栓

雌激素和孕激素的联合制剂

同时含有雌激素和孕激素，只需服用一种药物即可，非常方便。

种类		有效成分	药品名称
口服药	药片	雌二醇、左炔诺孕酮	雌二醇左炔诺孕酮复合片
外用药	膏药	雌二醇、醋酸炔诺酮	雌二醇醋酸炔诺酮经皮贴

孕激素制剂

用于预防由于服用雌激素制剂可能会引起的子宫癌。

种类	有效成分	药品名称
药片	醋酸甲羟孕酮	醋酸甲羟孕酮片
	地屈孕酮	地屈孕酮片
子宫内置	左炔诺孕酮	曼月乐环

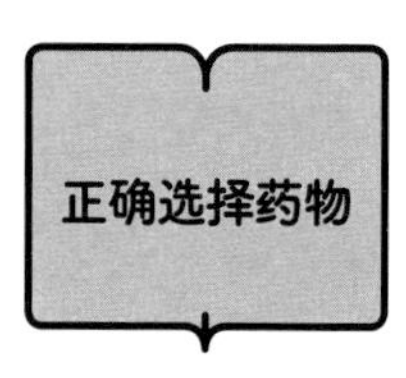

正确选择药物

预防血栓，安全治疗

建议考虑方便的多效合一贴片

在激素替代疗法的治疗中，选择药物的类型和剂量时要考虑到一些因素，如年龄、症状、月经状况、是否做过子宫切除手术、是否已绝经、绝经时长、有无慢性疾病和既往病史等。

每种处方药都有各自的特点。

就口服药物而言，药物从口腔通过食道和胃进入肠道，接着到达肝脏，最后进入血液。由于一些成分在这个过程中多少都会有所损失，所以最后身体吸收的雌激素浓度可能会比药物中含有的数量略少。

此外，药物在肝脏进行分解的过程中形成的代谢物质也有可能引起激素替代疗法的副作用之一——血栓。

血栓是一种由于各种原因（如肥胖、吸烟、下半身血液循环不畅、高脂血症、糖尿病、动脉粥样硬化等）导致血液中形成血块，堵塞血管或随血流到达身体其他部位（如大脑或心脏）而造成器官损害的一种疾病。

激素替代疗法会增加血栓形成的风险，因为当雌激素在肝脏中被分解时，很有可能产生凝血物质。

研究表明，在这种情况下，选择经皮肤吸收而非肝脏分解的外用贴片或涂抹凝胶等用药方式可以减少血栓形成的风险。与口服药物相比，这些外用药物对肝脏造成的压力更小，因为其成分是通过皮肤吸收进入血液再到达身体其他部位的，并不通过肝脏分解。

不过，口服药物引发血栓的风险在50岁以上的女性中约为1.1‰，在60岁以上的女性中约为1.6‰。因此，对于没有肥胖、吸烟史或慢性疾病等血栓形成风险较低的人来说，使用口服药物通常不会有问题。综上所述，雌激素类药物可以选择口服或外用等多种方式，但孕激素类药物基本上以口服药为主。

口服药和涂抹凝胶通常1天使用一次，而外用贴片则通常每2～3天更换一次。请确认正确的使用方式，坚持安全用药。

不过，外用药物也可能对皮肤敏感的人造成刺激，可能会引发瘙痒、皮疹、脱皮等症状。

外用贴片通常需要在皮肤上停留2～3天，在此期间，如果频繁地撕掉会导致药物成分吸收不均匀，有时候还会刺激身体，导致异常出血。一旦出现这种情况，就必须改用涂抹凝胶或者口服类药物。

建议尽量在每天的同一时间用药以避免忘记。如果发现自己不小心忘了用药，最好立刻补上。

不过，如果在临近下一次用药时间时才意识到自己忘记了用药，那就不要再补充之前忘记的剂量，即跳过上一次的用量，直接按照下一次用药的剂量使用。

千万不要因为忘记用药而一次使用双份剂量的药物，因为这并不能达到双倍的效果，反而会增加出现副作用的风险。

下方是几种常见的处方，但对于治疗来说最重要的是坚持用药。所以请咨询你的医生，找到适合自己生活方式的最佳用药方法。

【处方1】 雌激素+孕激素联合（雌二醇/醋酸炔诺酮复合贴片）

【处方2】 雌激素（雌二醇贴片）+黄体酮

【处方3】 雌激素（雌二醇片）+孕酮剂

【处方4】 雌激素（阴道栓剂）+孕激素制剂

【处方5】 雌激素制剂（雌二醇凝胶）+孕激素制剂

【处方6】 雌激素药物（雌二醇凝胶）+孕酮剂

需要注意的是，如果想在接受激素替代疗法的同时服用其他药物，请一定要先咨询医生。

在接受治疗期间也可以根据需要调整药物种类或剂量。不过在任何情况下，都必须遵医嘱用药。

补充一点，对于因子宫肌瘤等原因切除了子宫的女性，因为没有了患子宫内膜癌的风险，所以可以单独使用雌激素类药物。

用药方法

控制出血的两种用药方法

对于绝经 1 年以上者，连续性联合用药方案更容易坚持

控制出血的用药方法主要有两种：①不间断用药（连续性联合用药）；②间断用药（周期性联合用药）。

雌激素可以缓解更年期的不适症状，但同时也可能会导致子宫内膜增生。如果单独使用，有可能会引发子宫内膜癌，因此必须同时摄入孕激素。孕激素可以抑制子宫内膜增殖，降低患上子宫内膜癌的风险。

这两种用药方法的区别主要在于孕激素的摄入方式。

一般来说，方法①推荐绝经 1 年以上的女性选择，而方法②推荐未绝经以及绝经 1 年以内的女性使用。用药的主要目的是控制激素替代疗法常见的副作用——异常出血（如子宫异常出血）。

① 连续性联合用药

连续性联合用药是每天持续使用雌激素和孕激素联合制剂的用药方法，中间没有停药期。当子宫内膜过厚时，可能会出现半年左右的不规则出血，但不必担心，之后会逐渐恢复正常。

两种主要的用药方法

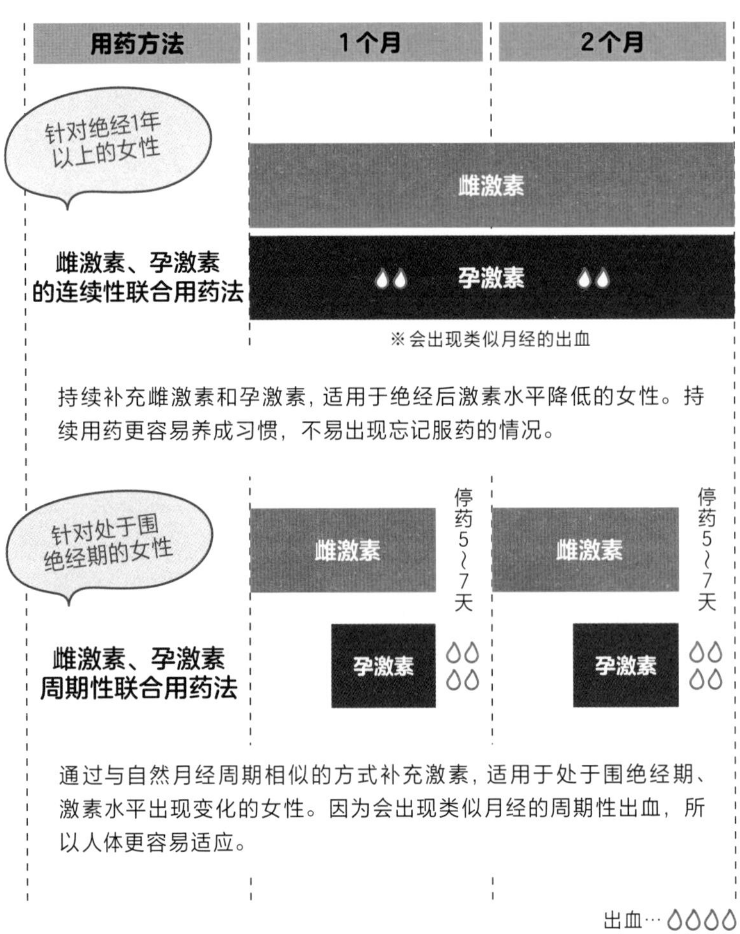

激素替代疗法的主要药物是雌激素制剂，但对于并未切除子宫的女性来说，单独使用雌激素会增加患子宫内膜癌的风险。因此，建议同时服用孕激素制剂以控制风险。

此种用药方式简单，通常不易出现忘记服药的情况，有益于按计划用药。另外，由于孕激素可以持续不断地得到补充，对预防子宫内膜癌也非常有效。

推荐绝经1年以上的女性使用这种用药方法。

② 周期性联合用药

前半个月（10～12天）每天只使用雌激素药物，后半个月（10～12天）除了使用雌激素药物外，还同时使用孕激素药物。之后再停药5～7天。建议临近绝经以及绝经1年以内的女性使用这种用药方法。

持续使用雌激素药物，但只在特定期间内联合使用孕激素药物，可以使出血由不规则变得规则。

因为其间设置了停药期，所以每个月有几天会出现类似月经周期的出血，这可以防止子宫内膜增生，预防子宫内膜癌。

在单独使用雌激素期间，子宫内膜会出现轻度增生，而在治疗周期的后半段，使用孕激素药物会使增生的子宫内膜保持稳定。当孕激素药物治疗阶段结束，用药者进入停药期时，就会出现类似自然月经周期的出血。设置停药期会导致体内激素水平突然下降，使得子宫无法继续维持子宫内膜，从而引发出血。这是一种接近激素分泌生理规律的用药方法，通常用于维持规则性出血。

在绝经前后，卵巢虽然功能开始减退，但仍然会产生少量激素，子宫内膜对激素制剂的反应也依旧敏感。如果在这个时期开始使用激素替代疗法并对人体继续进行激素刺激，子宫内膜将无法维持正常的生理状态，从而导致间歇性、不定期的不规则出血。这种出血可能会突然开始，持续数周，无法预测和控制。因为这种无法预测的不规则出血十分令人烦恼，选择中断激素替代治疗的人不在少数。

值得一提的是，虽然都是阴道流血，但激素替代疗法所引发的出血与月经完全不同。月经的本质是排卵，但激素替代疗法是以人工干预的方式将女性体内的激素环境维持在类似月经周期的状态，从而引发出血。因此，在绝经后是不存在怀孕可能性的。

如何使用激素替代疗法

激素替代疗法可以缩短雌激素的中断期

开始治疗的最佳时间是绝经前后

毫无疑问，开始使用激素替代疗法的最佳时间是绝经前或刚刚绝经时。

因为在此期间，雌激素水平迅速下降，女性很容易感受到不适，而激素替代疗法能够缓解这种不适。

其次，绝经不久就开始使用激素替代疗法的另一个好处是可以预防动脉粥样硬化的发生。

如前所述，雌激素有助于预防动脉硬化，而动脉硬化在绝经后雌激素水平下降时更容易发生。

在绝经前或绝经后立刻开始使用激素替代疗法，可以缩短雌激素的中断期，可以防止动脉硬化，保持血管弹性，防止骨质疏松症。同时还具有抗衰老作用，可以防止皮肤萎缩，保持肌肤美丽。

一般来说，建议在绝经后的5年内开始使用激素替代疗法进行治疗。

即使还没有绝经，如果出现了月经不调、更年期不适症状，并且通过检查发现卵泡刺激素（参见本书第25页）水平开始上升，那么此时开始使用激素替代疗法也完全没有问题。更年期时雌激素水平会出现波动，即使雌激素水平没有下降，如果卵泡刺激素水平出现上升，也可以开始使用激素替代疗法。

不过，在更年期卵巢仍然会分泌少量雌激素，会与激素替代疗法补充的雌激素产生相互作用，因此可能会加重不规则出血。

另一方面，国外有研究报告指出，如果在60岁之后或绝经10年以后再开始使用激素替代疗法，容易增加心绞痛和心肌梗死的患病风险。

不过，如果经过初步检查显示患上动脉粥样硬化或血栓的风险较低，那么即使已经绝经超过10年，也可以遵医嘱接受激素替代疗法。

在使用激素替代疗法的具体过程中，医生会根据女性的年龄、不适症状、月经状况、绝经年限、子宫状况和生活方式进行调整。请咨询医生以找到最适合自己的方法。

如何安全地持续治疗

做好定期检查和健康管理，可终身接受激素替代疗法

可根据身体状况暂时停止或重新开始

持续使用激素替代疗法的流程如下。

（1）在过程中积极观察

医生会检查激素替代疗法的治疗效果及其是否有副作用。如有必要，会改变药物类型或调整用药计划。

（2）定期接受检查

应定期进行乳腺癌和子宫内膜癌的筛查，每年必须至少检查1次。根据身体状况，可以遵医嘱对药物的剂量、类型、用药方法和时间等进行调整。

（3）判断继续治疗还是中止治疗

如果不适症状消失，感觉不需要再继续使用激素替代疗法，可以中止治疗。

开始使用激素替代疗法后，不适症状通常会在几个月内得到改善，这时停止治疗也没关系。或者也可以看看之后的身

体情况，如果不适症状再次出现，可以重新开始。

如果持续治疗后发现激素替代疗法不适合自己，也可以在咨询医生后随时停止治疗，或者由激素替代疗法转为中医治疗。

随着年龄的增长，你的身体或许会习惯较低的雌激素水平，这时症状往往会稳定下来，也可以在这个节点停止治疗。

尽管有说法认为激素替代疗法最多使用5年，因为连续治疗5年后，患乳腺癌的风险会稍有上升（参见本书第149页），但其实更年期原本就是一个非常容易患上生活方式疾病和子宫内膜癌等癌症的特殊时期。

所以，只要想持续使用激素替代疗法来稳定身体状况，那么只要坚持日常观察和定期检查，做好健康管理，终身使用激素替代疗法是完全可以实现的。

当然，尽管长期接受激素替代疗法有很多好处，但在决定持续、恢复或中断治疗之前，一定要先咨询医生。

激素替代疗法与癌症相关性的研究

定期进行妇科检查，预防癌症

激素替代疗法的副作用包括异常出血、乳房胀痛、腹部胀痛、浮肿等。这些症状通常会随着治疗的持续进行而逐渐消退，但也可以通过调整用药方法或剂量来减轻症状，关于这个问题建议咨询医生。

关于持续使用激素替代疗法的普遍担忧是这会提升患乳腺癌、子宫内膜癌和卵巢癌的风险。但有研究结果表明，研究对象在持续接受激素替代疗法治疗1年后，患乳腺癌的风险只增加了不到千分之一。在未使用激素替代疗法的情况下，1年内每1 000名女性中有3人患上了乳腺癌，而在使用激素替代疗法1年的情况下，患乳腺癌的人数只增加到了3.8人。这与因生活方式等因素（如饮酒、吸烟和肥胖）而增加的风险程度相当，甚至更低。综合多方面的研究报道发现，在使用雌激素-孕激素联合用药法进行治疗不到5年的情况下，并不会导致乳腺癌的患病风险显著增加。

关于子宫内膜癌，如果使用的是周期性联合用药方案，用孕激素药物保护子宫内膜，那么在治疗的5年间子宫内膜癌的患病风险不会增加。持续性联合用药方案不仅不会增加子宫内膜癌的患病风险，还可以起到一定的预防作用。

另外，对于子宫颈癌，不同癌变部位的关联度不同：目前没有发现激素替代疗法治疗与鳞状细胞癌有关联；而对于腺癌，有观点认为在使用5年或更长时间的激素替代疗法后，其患病风险可能会增加。

对于卵巢癌，有研究结果显示，激素替代疗法治疗的持续时间越长，卵巢癌患病风险增加的可能性就越大，不过其患病比例也仅仅是大约千分之一。

此外，还应注意癌症的遗传风险。除了每年定期进行癌症筛查外，如果家中有一位近亲（如母亲、祖母或姐妹）曾罹患过妇科癌症，那么这可能会带来较高的遗传风险。请在咨询医生后，认真考虑是否要开始或持续使用激素替代疗法。

如何安心且安全地接受激素替代疗法

治疗开始后的一些小问题

治疗开始后，女性可能会出现子宫异常出血、腹部或乳房胀痛、浮肿等不适。不过随着时间的推移，大多数症状会变得不那么明显。如果症状一直存在，更换药物后可能会有所改善。

子宫异常出血

腹部胀痛

乳房胀痛

浮肿

持续接受治疗可能会面临的风险

血栓

持续使用激素替代疗法进行治疗可能会导致肥胖者和高龄人群发生血栓的风险轻微增加。

脑卒中

持续使用激素替代疗法进行治疗可能会导致高血压患者的脑卒中患病风险略有增加。如果药物中的雌激素含量高，风险也会相应更高。

心肌梗死

在60岁之前或绝经后10年内持续使用激素替代疗法进行治疗，则不会增加心肌梗死的患病风险。

乳腺癌

研究数据显示，持续联合使用雌激素和孕激素的激素替代疗法会略微增加乳腺癌的患病风险。不过这一风险与不良生活方式带来的风险增加相差无几，甚至更低。

如今，无论是否接受过激素替代疗法，乳腺癌在女性群体中都比较常见。请一定要重视定期检查。

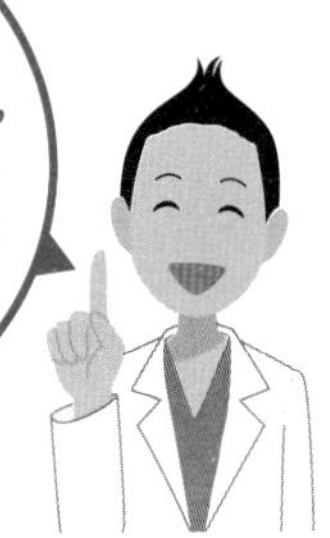

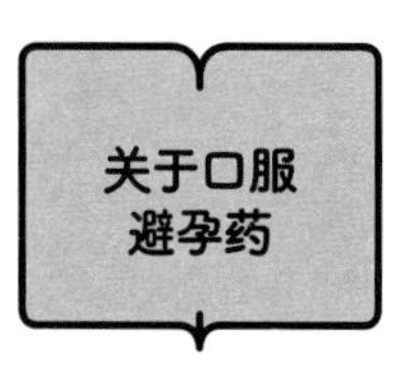

治疗更年期症状，原则上不使用口服避孕药

建议 50 岁后改用激素替代疗法

口服避孕药（Oral Contraceptives）通过多个环节发挥避孕作用，主要包括抑制排卵，干扰受精和受精卵着床。在妇科，常使用与口服避孕药成分相同的低剂量雌激素–孕激素复合制剂来治疗月经问题，如月经不调、痛经、经前期综合征（PMS）和经前烦躁症（PMDD）等，不过其本质上与口服避孕药不同。

口服避孕药含有雌激素和孕激素，适用于还未绝经的女性。

虽然口服避孕药中的雌激素含量很低，但也只是相对于紧急避孕药而言。口服避孕药的雌激素含量大约是激素替代疗法标准剂量的5～6倍（50微克），这对40岁以上的女性来说剂量过高。而且40岁以后的女性如果使用口服避孕药，会导致发生血栓的风险升高，因此通常不使用口服避孕药治疗更年期症状。

此外，口服避孕药和激素替代疗法中使用的药物相比，其中的雌激素和孕激素所占比例也有所不同。

口服避孕药的成分以孕激素为主，而激素替代疗法则是以雌激素为主。因此在治疗更年期症状方面，比起口服避孕药，激素替代疗法的治疗效果更胜一筹。

口服避孕药中的激素活性比激素替代疗法的高6倍，这会导致用药者患血栓的风险会随着年龄增长而不断增加。因此，如果此前一直使用口服避孕药，那么建议在45～50岁，即更年期即将到来时改用激素替代疗法。

如果经诊断患血栓的风险很低，那么也可以持续服用口服避孕药至50岁或直到绝经为止。

不过需要注意的是，使用口服避孕药时月经受到药物控制，因此具体的绝经时间可能会不好判断。建议用药者在45岁之后的停药期间去医院采血化验，以检查自己体内的激素水平。

如果检查结果显示卵巢机能低下，那么请及时咨询医生，看看是否需要更改为激素替代疗法。

激素替代疗法比口服避孕药的作用更温和

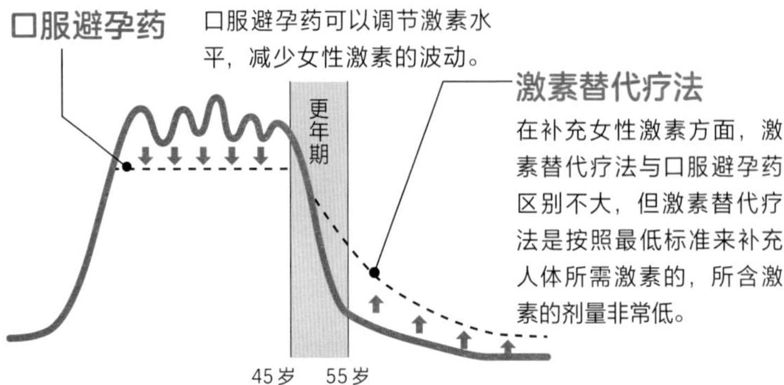

口服避孕药和激素替代疗法的区别

	口服避孕药	激素替代疗法
使用药物	雌激素+孕激素复合制剂	雌激素制剂+孕激素制剂
适用对象	月经正常的女性（未绝经的女性）	雌激素水平降低的女性、已绝经的女性
使用目的	避孕、治疗痛经、治疗子宫内膜异位症、改善经前期综合征和经前烦躁症等	改善更年期不适，治疗绝经后因雌激素水平降低导致的骨质疏松症等
作用	抑制排卵的同时，让子宫内膜变薄，让月经量变少；减少女性激素的波动，从而改善月经不调	补充少量随年龄增长而逐渐缺乏的雌激素，改善更年期症状
雌激素补充量	50微克（是激素替代疗法的5～6倍）	绝经前雌激素水平的1/4～1/2
药物形式	药片	药片、药膏、凝胶、栓剂

其他治疗方法

也可以选择绝经前在子宫内放置避孕装置

最长可使用 5 年的曼月乐

作为更年期治疗的一部分，可以使用一种叫作宫内节育系统（IUS）的避孕装置。

左炔诺孕酮宫内节育系统（即曼月乐）就是一种常见的宫内节育系统，它被放置到子宫内后会缓慢释放出孕激素，抑制子宫内膜增生，起到避孕作用，同时也有助于缓解月经量过多和痛经等症状。因为曼月乐可以抑制子宫内膜的生长，因此能降低子宫内膜癌的患病风险。

曼月乐的置入需要由妇科医生进行。置入曼月乐前，首先要检查子宫的位置、大小以及盆腔器官的状况，确保女性没有怀孕且没有感染性疾病。然后应对子宫口进行消毒，接着用一根细而软的塑料管将曼月乐推入子宫内。置入后，应定期去医院检查曼月乐的位置。

在日本，曼月乐最初只以避孕为目的使用，并且属于自费项目，但后来作为治疗月经过多和痛经的药物被纳入了医疗保险范畴。因为曼月乐能够释放孕激素，所以也可以在激素替代疗法中用来替代孕激素制剂。

如果在月经正常的时期已经在子宫内置入了曼月乐，那么在出现更年期症状后，只需要通过外贴膏药或涂抹凝胶的方式单独补充雌激素即可，此方法方便且容易坚持。

通常而言，曼月乐从放置开始到女性绝经为止，最长可持续5年发挥效果。

更年期的中医治疗

根据体质选择中药，改善不适症状

中医治疗可与激素替代疗法一起用于缓解各类症状

数据显示，在日本97%以上的妇科医生都会在更年期的治疗方案中开具中药。中医治疗已然成为与激素替代疗法并列的主要治疗方法。

激素替代疗法对由雌激素缺乏引起的不适症状很有效，而中医治疗擅长的领域是不明原因的身体不适和精神症状，如易怒、抑郁、疲劳、头痛和夜间易醒等。

中药含有来自自然界的植物、动物和矿物质的药用成分，即“生药”。同一种中药往往可以用来治疗多种疾病。

中医治疗也可以与激素替代疗法结合使用。当一位女性主要受潮热困扰时，可以先采取激素替代疗法，如治疗后其他不适症状仍然存在，再视情况追加中医治疗。

中医处方与我们所熟悉的西医处方完全不同。

中医认为，一个人身心不调是由于体内的气、血、水失衡所导致的。“气”是眼睛看不见的生命能量，在人的体内以恒定的速度循环着；“血”就是所谓的血液，在整个人体内循环，提供营养和氧气；“水”是除血液以外的液体，也被称为“津液”，润泽整个身体。

在中医的观念里，肾脏是负责生育和排泄体内废弃物质的器官。肾脏的功能也代表着生命力和年轻状态。

当女性进入更年期，雌激素的减少可能会导致气血不足或循环不畅，再加上肾脏功能也会下降，使得各类疾病的发病率增加。

从中医的角度来看，体质被称为“证”[①]。

有体力则被称为“实证”，没有体力则被称为“虚证”，介于两者之间则称为“虚实夹杂证”。

对于中医治疗来说，结合患者的体质选择合适的药物非常重要，中医大夫会基于对患者的详细评估结果来开具处方。

建议可以先做一个自我检查，了解自己的体质类型（参见本书第159页）。

“加味逍遥散”是一种用于治疗更年期症状的代表性中药。“逍遥”的意思是轻松、悠闲地行走，看名字就能知道这是一种治疗更年期此消彼长的不适症状的药物。据报道，在所有使用该药的女性中，有74%的人感受到了治疗效果，称得上是治疗更年期症状最有效的汉方药之一。如果感到自己备受更年期症状困扰，不妨试一试。

① 日本的汉方医学与中国传统中医同源，但对于疾病和药物的理解并不完全相同。书中所提到的“中医”是日本汉方医学的观点，“中药”指日本的汉方药。——编者注

选择中医治疗前请先自查体质

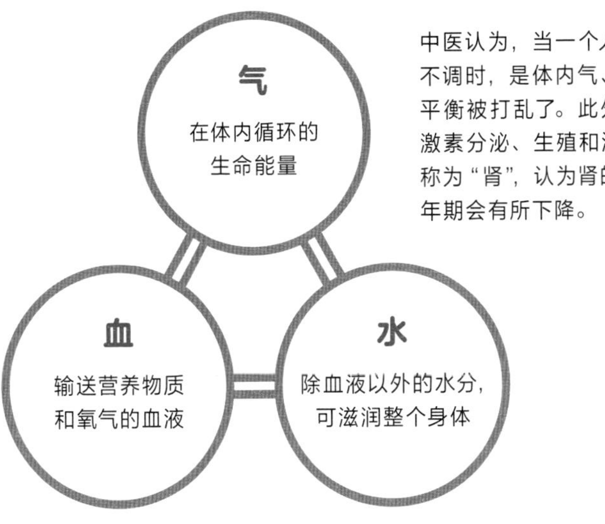

中医认为，当一个人出现身心不调时，是体内气、血、水的平衡被打乱了。此外，中医将激素分泌、生殖和泌尿器官统称为“肾”，认为肾的功能在更年期会有所下降。

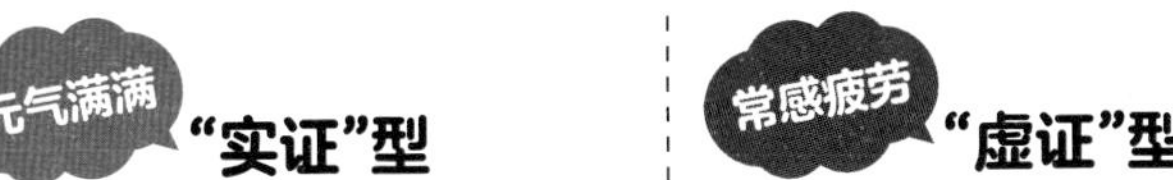

你是哪种类型？

元气满满

“实证”型

- □ 体力充沛
- □ 身材结实
- □ 喜欢吃生冷食物
- □ 肠胃很好
- □ 容易便秘

常感疲劳

“虚证”型

- □ 容易疲倦
- □ 肌肉很少
- □ 怕冷
- □ 肠胃较弱
- □ 容易腹泻

符合哪一种类型的描述更多，身体就属于哪种类型。如果符合描述的情形大致相同，那就是“虚实夹杂证”，这是最理想的状态。

加味逍遥散特别适用于体质虚弱和心理状态波动较大的女性。除了可以缓解头晕和夜间易醒等症状以外，对易怒、抑郁和焦虑等精神症状以及手足发冷等身体不适也非常有效。

“桂枝茯苓丸”对头痛、上火和潮热症状的改善率约为70%。此外，有研究结果显示，子宫肌瘤患者在连续使用该药12个月后，子宫肌瘤的体积可以减少约20%。

“当归芍药散”以改善头晕、体位性低血压、头痛、肩部僵硬、腰痛和腰腿发冷等更年期症状而闻名。据报道，该药物对约65%的患者都有效果。

另外，中药之间也可以联合使用。例如，使用加味逍遥散用于治疗一般的更年期症状时，对于那些经常感到身心疲惫的患者可以使用其他中药作为补充，进行辅助治疗。

除此之外，还有多类中药可以帮助调节身体体质，改善更年期症状，请结合症状来选择。

◇ 如何服用中药

激素替代疗法可以在较短时间内见效，但中药只有在坚持服用8～12周之后才能感受到效果。此外，中药通常需要在饭前或两餐间空腹时服用。

◇ 中药在日本属于医疗保险范围内的药物

与激素替代疗法使用的药物不同，中药不需要医生的处方就可以购买。在日本，除了专门的中药药店以外，在普通药店也可以购买到中药。

日本是世界上少数几个认可中医治疗的国家之一。中药被纳入医疗保险已有40多年的历史，因此治疗时可以使用医疗保险范围内的中药。中药只有在持续使用一定时间之后才会出现效果，如果不能持续服用，可能收效甚微。

使用医疗保险覆盖范围内的中药不会造成很大的医疗费用负担。如果想尝试使用中药，首先请咨询妇科医生。医生会选择适合你的中药，确保你在可负担费用范围内持续接受治疗。

以上是当前医院妇科提供的、针对更年期不适的治疗方式的介绍。激素替代疗法是一种重要的治疗方式，当然前提是自己也要保持良好的生活习惯。

同时也不要忘记我们前一章讲到的内容，即主动通过改善饮食、适量运动以及调整生活习惯来释放身心压力，才能为医学治疗提供坚实的基础。

可用于缓解更年期症状的中药

加味逍遥散

适用于体质虚弱、疲劳和情绪不稳定等患者。

桂枝茯苓丸

缓解头痛、眩晕、视力模糊和肩部僵硬。

当归芍药散

缓解身体虚弱、寒冷和容易疲劳等不适。

核桃承气汤

缓解严重上火、易怒、长期便秘和肩部僵硬等症状。

抑肝散

缓解更年期的烦躁和易怒症状，改善失眠。

甘麦大枣汤

平静心情，缓解焦虑和烦躁情绪。

女神散

改善视力模糊、头晕，缓解潮热等症状。

温清饮

刺激血液循环，防止皮肤干燥，缓解潮热。

柴胡加龙骨牡蛎汤

缓解不稳定情绪，适用于严重抑郁倾向患者。

加味归脾汤

对于体力不足和血气不佳的人，可以改善疲劳和失眠。

防己黄芪汤

缓解多汗、疲劳、肥胖、湿气重等症状。

补中益气汤

改善疲劳和食欲减退，提升体力。

第 5 章

通过自我保健远离常见疾病

女性易患的癌症
和生活方式疾病

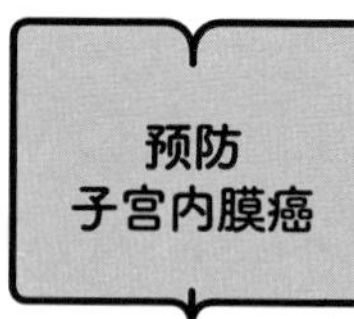

50岁以后患病风险激增！重点在于预防肥胖和早发现、早治疗

不规则阴道流血不容忽视

与子宫相关的常见癌症有子宫颈癌和子宫内膜癌。更年期特别需要注意的是由雌激素紊乱引起的子宫内膜癌。

子宫内膜癌的发病率在女性50～60岁的绝经前后期间急剧增加，约80%的病例发生在绝经后。因癌变部分位于子宫内膜，所以被称为子宫内膜癌。

如果雌激素和孕激素的分泌保持良好平衡，即使子宫内膜出现异常细胞也不太容易癌变，因为子宫内膜会定期脱落。由于更年期时子宫内膜容易出现异常增殖，因此患子宫内膜癌的风险就会增加。

子宫内膜癌初期的主要症状有不规则阴道流血（绝经后阴道流血、月经期间外的阴道流血）、阴道排液及下腹疼痛等。随着病情的发展，有些患者还会出现排尿困难、排尿疼痛和性交疼痛等症状。

如果出现了不规则阴道流血，应及时去医院妇科接受检查，通过阴道超声检查确认是否存在子宫内膜增生或癌变。绝

子宫内膜癌的早期发现非常关键

癌症形成的部位	子宫内膜
易发病年龄段	50～60岁
主要原因	女性激素紊乱
易发病人群	处在围绝经期、绝经过迟、月经不调、排卵障碍、未孕或未育、长期使用雌激素制剂，有肥胖、高血压、糖尿病、乳腺癌、结肠癌或直肠癌家族史的人
症状	不规则阴道流血（早期阶段）、排尿困难、排尿疼痛、性交疼痛、下腹或腰部疼痛
预防	预防肥胖，防止子宫内膜的异常增生
早期发现	如果出现不规则阴道流血，一定要去看妇科医生，通常要接受超声检查和子宫内膜细胞学检查
治疗方法	以手术治疗为主，也会采用放射治疗和化学治疗等方式

由病毒感染导致的子宫颈癌

子宫颈癌是一种发生于子宫颈处的癌症，常见于30～40岁的人群。子宫颈癌是由人乳头瘤病毒（HPV）感染所引发的癌症，该病毒会通过性交传播。性交开始年龄越小、性伴侣的人数越多，感染HPV的风险就越高。

经后的女性如果发现流出的血液中含有血与脓液的混合物，也应该去看医生并接受检查。

因为子宫内膜癌是由女性激素紊乱引起的，所以在年轻时就出现月经不调的女性、从未生育过的女性、雌激素分泌过剩的女性以及那些50岁以后才绝经的女性等，都应该对此提高警惕。

另外，排卵障碍和多囊卵巢综合征（一种卵泡发育过程中止，众多小卵泡停留在卵巢中的疾病）等卵巢问题也可能成为子宫内膜癌的诱因。

由于脂肪组织也能产生一定量的雌激素，因此肥胖也会增加患癌风险。要注意将体重控制在合适范围内，特别是在绝经之后。

无论是否已经绝经，都要重视不规则阴道流血。当临近绝经时，务必每年进行子宫相关癌症的筛查，如果不幸患癌，至少也能尽早发现。

有子宫内膜癌、乳腺癌、结肠癌或直肠癌等疾病的家庭史的女性，同样也需要提高警惕。此外有研究表明，宫颈癌与高血压、糖尿病等生活方式疾病也有关联。

虽然大多数子宫内膜癌都与雌激素有关，但也有高龄女性在绝经数年后才患上子宫内膜癌的例子。

定期筛查是最好的预防措施。很多情况下，子宫内膜癌一旦发现，往往病情已经出现恶化，而发展到这一阶段的患者，预后往往不佳。

子宫内膜癌的进展状况可以分为4个阶段。

Ⅰ期指肿瘤仅存在于子宫内膜；Ⅱ期指肿瘤已扩散到子宫颈，但仍停留在子宫内；Ⅲ期是指肿瘤已扩散到整个子宫或扩散至子宫淋巴结，但仅限于盆腔；Ⅳ期是指肿瘤的扩散超出盆腔或明显侵入膀胱、肠黏膜，甚至已经出现远端转移。

子宫颈癌最基本的治疗方式是手术，原则上不仅要切除子宫，还要切除卵巢和输卵管，因为这些部位最容易发生癌细胞转移。如果发展到Ⅱ期及以后，那么也要切除周围的淋巴结。如果癌症所在位置不能通过手术切除，则会采用放射治疗或化学治疗等方式。

如果在Ⅰ期或Ⅱ期发现癌症并开始治疗，治疗效果往往很好。

子宫颈癌是一种发生于子宫颈处的癌症，主要由人乳头瘤病毒感染引起，多见于30～40岁的女性，常无自觉症状。

女性很容易患上的癌症

医疗检测加上自我检查，双重保障！

乳腺癌是一种形成于乳腺中的恶性肿瘤。乳腺内有输送乳汁的输乳管和产生乳汁的小叶，乳腺癌好发于输乳管中，患者在发病初期几乎没有自觉症状。

随着病情的发展，乳腺癌患者可能会出现腋下淋巴结肿大、乳房肿块或凹陷、乳头溃疡或出现分泌物等症状。

乳腺癌是女性最常见的癌症，日本每年新增的乳腺癌患者约有9万人。研究数据显示，约10名女性中就有1人有过乳腺癌的经历，可以说乳腺癌是一种非常常见的癌症。

在日本，35岁以后女性的乳腺癌发病率急剧上升，在40～45岁和60～65岁时发病率达到高峰。即便是70岁以上的老年人也有可能患此病，可以说乳腺癌是女性一生都应注意预防的一种癌症。

癌细胞是在女性激素的刺激下生长出来的，所以从某种角度来说，女性来月经的时间越长，乳腺癌的患病风险就越高。月经初潮较早或绝经较晚的女性一定要提高警惕。

此外，很多研究证明，母乳喂养和乳腺癌的发生及其病情发展有关，从未采取过母乳喂养的女性与采取母乳喂养的女性相比，前者患乳腺癌的风险更高，且这种风险会随着母乳喂养时间的延长而降低。

过往的研究结果显示，从未生育过的女性患乳腺癌的风险是已生育女性的2.2倍，而生育次数越多以及初产年龄越低，患乳腺癌的风险也会越低。不过近年来有报告显示，这个结论仅与按激素受体分类的4种乳腺癌中的1种有关，而其他3种类型的乳腺癌与生育经历或初产年龄并没有显著关系。

乳腺癌的患病率也与生活方式密切相关，无论是绝经前还是绝经后，饮酒都会增加患乳腺癌的风险，而且风险会随着酒精摄入量的增加而增加。毋庸置疑，吸烟以及肥胖也会增加患乳腺癌的风险，因为脂肪组织也会产生雌激素。不过，研究表明，在激素替代疗法中使用雌激素制剂所带来的乳腺癌风险几乎可以忽略不计（参见本书第149页）。

此外，5%～10%的乳腺癌是具有遗传性的。

母亲、姐妹或祖母等血亲曾患过乳腺癌或卵巢癌的个体，其患乳腺癌的风险可能比没有相关家族史的人要高。

统计显示，如果乳腺癌能在早期阶段（I期或II期）被发现，患者的5年生存率（治疗后存活超过5年的人所占的比例）超过90%，而I期乳腺癌患者的10年生存率几乎可以达到100%。如果能被早期发现并进行适当治疗，乳腺癌是可以治愈的。因此建议适龄女性每年进行乳腺癌筛查（触诊、乳房

X射线检查、乳房超声检查），每个月也要进行自我检查。

以下是进行乳腺癌自我检查的方法。

在镜子前举起你的手臂，看看你的乳房形状，看看是否出现了变形或凹陷。

接下来，从身体两侧斜下方用手触摸并托起乳房，检查是否有肿块或不适感。建议将这样的检查变成一种习惯，每次洗澡后都可以进行。

如果乳腺癌在早期即被发现且肿瘤较小，保乳手术是第一选择。如果肿瘤比较大，保全乳房比较困难，则要进行全乳房切除术。通常手术后须采取激素治疗（内分泌治疗）、抗HER-2治疗（分子靶向药物治疗）和化学治疗（抗癌药物治疗）。

乳腺癌的高风险人群和低风险人群

	高风险	低风险
月经	初潮较早，绝经较晚	标准
身高	较高	正常、较矮
遗传	血亲之中有患者	血亲中无患者
分娩经验	未生育、高龄生育	已经生育
哺乳经历	无	有
体形	肥胖	正常
饮酒习惯	有	无
吸烟习惯	有（包括二手烟）	无
运动习惯	不运动	适当运动
糖尿病	有	无

数据来源：日本国立癌症研究中心 癌症信息服务/日本乳腺癌协会《乳腺癌患者治疗指南 2019 年版》

乳腺癌可由多种因素引起，包括身高、体形、遗传、哺乳经历和生活习惯等，40 岁以上的女性都有患乳腺癌的风险。

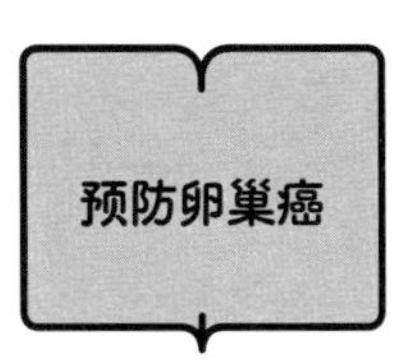

绝经后患病风险高！那些难以察觉的恶疾

部分疾病可以通过妇科内检筛查出来

卵巢癌是发生于卵巢的恶性肿瘤。

卵巢癌发病的常见年龄范围是40～60岁，其中50～59岁是患病高峰期，大多数情况下都发生于绝经后。在日本，每年约有1万名女性罹患卵巢癌，但这种“狡猾”的癌症并不会表现出什么症状，因此很难被发现。

一般认为，卵巢癌的病情发展与排卵过程给卵巢表面带来的损伤有关，而未孕、未育女性的既往排卵次数更多，因此患该病的风险也会更高。

每次排卵时，卵子会从卵巢中排出，这对卵巢会有一定的伤害。卵巢会反复经历损坏和修复，这个过程就可能会引发癌变。

除了未孕、未育女性以外，常年受到月经周期异常、闭经或严重痛经等月经问题困扰的女性，卵巢功能也有可能出现问题，应当引起重视。

此外，大约有10%的卵巢癌受遗传因素的影响，有血亲曾患过卵巢癌或乳腺癌的个体，其患卵巢癌的风险也会更高。

除了以上几种情况以外，患有“巧克力囊肿”（一种子宫内膜异位症，表现为子宫内膜异位生长于卵巢）的人，患卵巢癌的风险也会更高。

卵巢的体积较小，即使出现肿胀，在初期也很难引起任何症状。随着病情的发展，患者可能会出现下腹肿胀、有压迫感、感到疼痛或出现肿块等情况。

“没有进食但肚子会鼓起来”“下腹部有压迫感，感觉要小便，去了厕所却尿不出来”“腹部像气球一样鼓起”“穿裙子的尺码比之前要大”“突然感到肚子痛”……如果出现了以上症状，请及时就医。

为了能够尽早发现病情，适龄女性每年都应该进行妇科检查。虽然在癌症的早期阶段筛查困难较大，但可以通过妇科内检进行筛查。内检可以显示出卵巢肿瘤的大小、硬度、移动性以及与周围器官组织的位置关系。除此之外，也可以通过超声成像和血液检查等方式来筛查。

由于卵巢位于盆腔深处，不能像子宫那样从体外进行细胞采样来检查，因此卵巢癌可谓是在不知不觉中发生的癌症，往往在发展到一定程度后才会被发现。

卵巢癌的基本治疗方法是外科手术与抗癌药物治疗相结合。为了尽可能地减少癌细胞残留，应根据癌症的发展阶段视情况切除子宫、卵巢、输卵管和淋巴结。

抗癌药物对卵巢癌的治疗效果很好，60%～80%的患者在使用抗癌药物后其肿瘤的体积能够缩小。有时候，即使在卵巢癌晚期，抗癌药物也能够发挥作用。有时也会先使用抗癌药物将肿瘤体积缩小，再进行手术。

有研究表明，使用低剂量药物抑制排卵可以降低患卵巢癌的风险。

此外，会导致卵巢癌患病风险升高的因素还包括肥胖、过度饮酒和吸烟等。

因此，建议平时避免高热量、高脂肪的饮食，预防肥胖，减少饮酒并注意不要吸烟。

卵巢癌的高风险人群

年龄为50～60岁	未曾怀孕或未曾生育
长期受月经相关问题困扰	肥胖
曾患子宫内膜异位症	有血亲曾患卵巢癌

什么是卵巢囊肿

生长于卵巢中的肿块被称为卵巢赘生物，其中卵巢囊肿是指一种充满液体的囊状组织。卵巢囊肿往往发生于20～40岁、相对年轻的女性，而且大多数是良性的。但是，在女性绝经后良性肿瘤可能就会恶化（即发生癌变），所以建议适龄女性每年都要接受妇科检查。

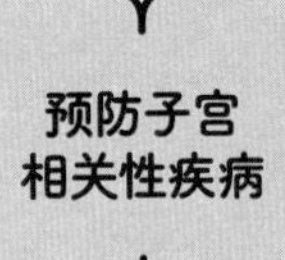

子宫肌瘤、子宫腺肌病、子宫内膜异位症的应对方法

绝经后的观察要点

除了子宫内膜癌，其他与子宫相关的疾病还包括子宫肌瘤、子宫腺肌病和子宫内膜异位症，被称为“三类妇科良性疾病”。因为这些疾病都没有威胁到生命，因此被称为良性疾病。然而，这些疾病的患者会出现痛经、恶心、背痛、头痛、易怒和腹泻等症状，因此应根据需要进行治疗。以上症状通常会随着绝经的到来而消退。

最常见的子宫相关性疾病是子宫肌瘤和子宫腺肌病。

子宫肌瘤是子宫内出现良性肿块（肿瘤）且不断发展、增大的疾病。

子宫腺肌病是子宫内膜组织侵入子宫肌层，导致子宫壁增厚、子宫增大的疾病。

子宫内膜异位症是指原本应位于子宫内的内膜细胞在子宫以外的地方生长。其中，在卵巢内异位生长的子宫内膜异位症被称为“巧克力囊肿"。

◇ 子宫肌瘤

子宫肌瘤是在临近绝经和绝经后的女性群体中最常见的子宫和卵巢相关性疾病。据估计，每3～4位成年女性中就有1人患有子宫肌瘤，而且大多数女性都有，只是有些患者体内的子宫肌瘤体积很小。

子宫肌瘤中最常见的类型是肌壁间肌瘤，它形成于子宫肌层；向宫腔内生长并突出于宫腔的是黏膜下肌瘤，其临床症状很明显；向子宫浆膜表面生长并突出于子宫表面的是浆膜下肌瘤，在体积变大之前患者基本上没有症状。

子宫肌瘤的主要临床表现是经量增多、经期延长、不规则阴道流血和下腹部肿块等。长期的经量增多还可能会导致贫血。子宫肌瘤是受到雌激素刺激而生长的，所以患者常常会出现绝经推迟的情况。不过一旦绝经，子宫肌瘤就会逐渐缩小。

子宫肌瘤的基本治疗方法是手术切除。手术治疗有以下几种类型：全子宫切除术，即切除整个子宫；子宫肌瘤切除术，即只切除子宫肌瘤；子宫动脉栓塞术，即只切断流向子宫肌瘤的血液而不切除子宫或子宫肌瘤。

如果没有临床症状，且子宫肌瘤的直径小于或等于3厘米，那么每年定期检查一次即可；如果直径大于3厘米，则需要每6个月定期检查一次。进入更年期后，如果想采用激素替代疗法，但又不希望让子宫肌瘤变大，可以先咨询医生。

◇ **子宫腺肌病**

子宫腺肌病是一种子宫内膜组织侵入子宫肌层的疾病，主要临床表现是痛经和月经量过多。本病常见于40～50岁女性，在有过生育经历的女性中更为常见。通常认为这可能是由于在妊娠过程中子宫变大，子宫肌层中出现了缺口，使得子宫内膜组织渗透进入引发的病症。除了采用激素疗法进行治疗外，还可以考虑手术治疗，不过这种疾病在绝经后很少会恶化。

◇ **子宫内膜异位症**

子宫内膜异位症的发病高峰是在30～35岁，但从40岁开始，就需要警惕子宫内膜异位生长于卵巢的巧克力囊肿了。根据囊肿的大小，卵巢也可能需要切除。与前面两种疾病不同，适龄女性即使已经绝经，也需要去妇科问诊及接受检查，因为绝经后囊肿的癌变风险会增加。子宫内膜异位症的主要临床表现是疼痛和不孕。子宫内膜异位症患者除了有严重的痛经外，还可能存在腰痛、下腹部疼痛、排便疼痛和性交疼痛等症状。在治疗方面，如果患者不存在炎症或愈合障碍，则通常采用缓解疼痛的激素疗法。

与子宫相关的三类良性疾病

子宫腺肌病

子宫腺肌病是子宫内膜组织侵入子宫肌层引起的病变，常见于40～50岁、有过生育经历的女性，常见症状包括痛经和经量增多。

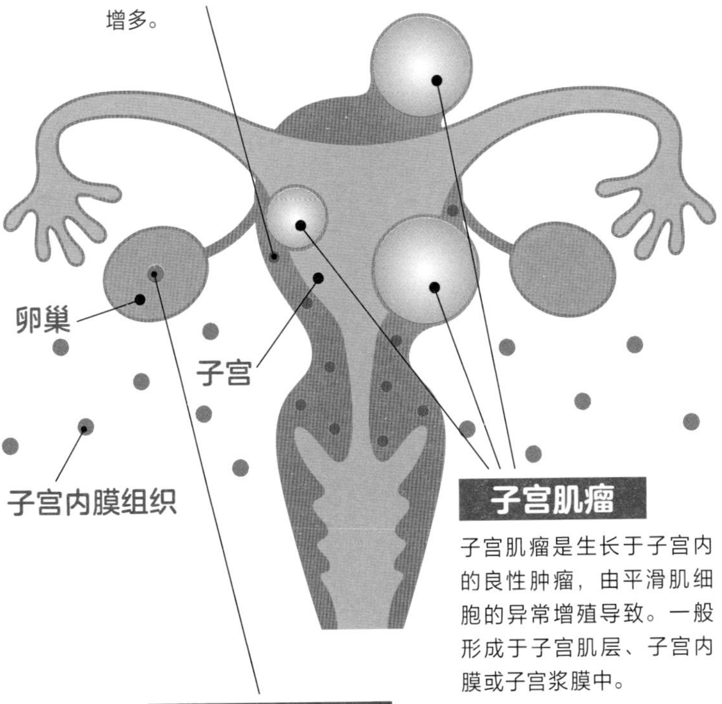

子宫肌瘤

子宫肌瘤是生长于子宫内的良性肿瘤，由平滑肌细胞的异常增殖导致。一般形成于子宫肌层、子宫内膜或子宫浆膜中。

子宫内膜异位症

子宫内膜异位症是子宫内膜组织在子宫之外的部位（如卵巢或腹膜等处）异位生长导致的，会引起严重的疼痛，并可能会导致不孕。其中，异位生长于卵巢的称为巧克力囊肿。

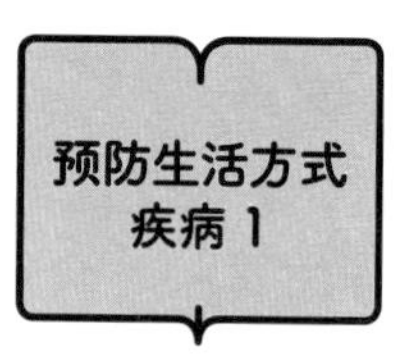

预防糖尿病，维护全身血管的健康

通过饮食和运动来控制血糖

糖尿病是一种血液中葡萄糖浓度（血糖水平）过高的疾病。

正常情况下，通过饮食被肠道吸收的葡萄糖进入血液后，胰腺就会分泌胰岛素，使血液中的葡萄糖迅速被细胞吸收，从而成为能量来源。糖尿病是一种由于胰岛素分泌不足或胰岛素抵抗而导致的代谢性疾病，表现为血液中的葡萄糖无法被细胞吸收。

对于健康的人来说，即使在餐后血糖水平会暂时升高，也会因为身体分泌胰岛素而使葡萄糖被顺利吸收进入细胞内，让血糖水平下降。

然而，糖尿病患者的胰腺不能及时分泌胰岛素，因此，葡萄糖就无法被细胞吸收而积聚在血液中，最终导致血糖水平持续升高。

不能进入细胞作为能量来源、积聚在血液中的葡萄糖会损害血管并导致动脉硬化。如果大脑和心脏的血管受到影响，就可能会出现中风或心肌梗死等严重疾病。糖尿病如果进一步发展，最终可能会导致糖尿病视网膜病变、糖尿病肾病和糖尿病神经病变等严重并发症。

雌激素能够帮助胰岛素降低血糖水平，但在更年期，由于雌激素分泌的减少，胰岛素的作用也会随之减弱，导致血糖水平难以下降，增加了糖尿病的患病风险。

还有一个因素也容易导致糖尿病，那就是绝经后身体内容易积聚的内脏脂肪。

糖尿病在初期几乎没有症状，然而当出现乏力，消瘦，手脚麻木、发冷，浮肿，皮肤瘙痒、干燥，视物模糊，尿频，尿不尽等症状时，疾病往往已经发展到一定程度，因此，做好预防至关重要，在每年的健康体检中都应检查血糖水平。

在体检中，糖尿病的诊断标准通常是空腹血糖大于等于7.0毫摩尔/升，餐后两小时血糖大于等于11.1毫摩尔/升，或糖化血红蛋白的数值达到或超过5.6%。如果怀疑自己有糖尿病，请及时去医院内科就诊。

为了预防糖尿病的发生，在日常生活中要避免摄入糖分过高的食物和饮料，避免睡前进食，避免容易导致血糖水平迅速上升的饮食方式，应充分摄入膳食纤维含量丰富的食物并养成适度运动的习惯。

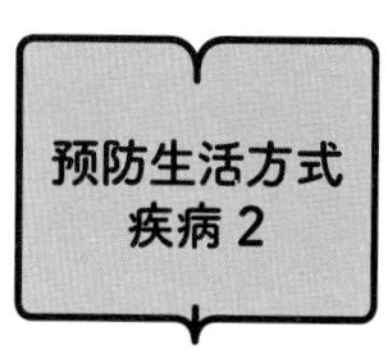

预防高脂血症，远离动脉硬化

保持适当的低密度脂蛋白水平

高脂血症是一种生活方式疾病，在女性进入更年期以后更容易发生。高脂血症的诊断是通过测量空腹时的低密度脂蛋白（“坏”胆固醇）、高密度脂蛋白（“好”胆固醇）和甘油三酯的水平来判定的。

高脂血症表现为血液中的总胆固醇、低密度脂蛋白和甘油三酯升高，而高密度脂蛋白减少。

胆固醇是形成雌激素的原料之一，身体分泌雌激素会消耗胆固醇，从而可使其保持在较低水平。因此，由于更年期雌激素分泌减少，总胆固醇的水平会上升。

当含有过量胆固醇的血液流经血管时，多余的胆固醇会附着在血管内侧，导致血管变硬，引起“动脉硬化”。

高脂血症带来的动脉硬化与脑梗死、脑出血、心绞痛和心肌梗死等严重威胁生命的疾病直接相关，因此一定要注意预防高脂血症。

过去通常认为当总胆固醇水平超过一定范围，就可以判定为高脂血症并需要接受治疗，但实际上只有其中的低密度脂蛋白胆固醇水平升高时，才会损害血管并导致患动脉粥样硬化的风险增高。

除此之外，甘油三酯的水平也很关键。虽然导致动脉硬化的元凶是附着于血管壁上的胆固醇，甘油三酯并不会直接堆积在血管壁上，但研究证明过高的甘油三酯水平同样会损伤血管。事实上，在高脂血症患者体内，低密度脂蛋白和甘油三酯的水平往往都较高。在日本，当低密度脂蛋白高于140毫克/分升，高密度脂蛋白低于40毫克/分升或甘油三酯高于150毫克/分升时，即可诊断为高脂血症。在每年体检时，都要对相关项目的数值有所了解，如果怀疑自己患上了高脂血症，请先去看医生。

向心性肥胖，即身体脂肪主要堆积在腹部的肥胖，会导致甘油三酯水平的升高。因此建议避免摄入过量的糖、酒精、富含胆固醇的食物和动物脂肪，同时应确保摄入充足的膳食纤维来保持合适的体重。

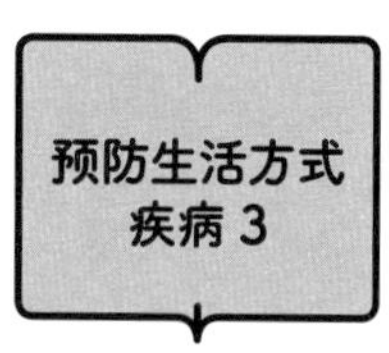

50 岁后女性患高血压的风险激增，并伴有头痛和眩晕

从现在开始，将减盐进行到底

流经动脉的血液施加于血管壁的压力被称为血压。高血压是指当人处在静止状态下时，血压长期高于正常值的状况。当收缩压（高压）大于或等于140毫米汞柱、舒张压（低压）大于或等于90毫米汞柱时，即可诊断为高血压。

在进入更年期后发生的高血压被称为更年期高血压。在40～50岁的女性中，高血压患者的比例为9.5%；在50～60岁的女性中，这一比例则骤增至33.8%。这是由于雌激素分泌的减少扰乱了控制血压的自主神经系统的平衡，使得血压变得不稳定。

雌激素能使血管变得更加柔软、易于扩张，从而降低血管的压力。进入更年期后，雌激素分泌的减少会降低血管的柔软度，甚至引起高血压。

如果有家族遗传因素，比如有亲属患有高血压，或者在怀孕期间出现了妊娠期高血压，那么你的症状可能并不仅仅由更年期引起。持续的高血压可能会导致动脉硬化，从而引起中风或心肌梗死，所以当发现患高血压时应当尽快接受治疗。

更年期高血压往往会导致眩晕、心悸、头痛和焦虑等症状。建议首先去看妇科医生，再结合具体的更年期症状进行检查。

高血压主要与长期的生活习惯有关，高盐饮食、过度饮酒、肥胖和缺乏运动都是其致病“元凶”。

食盐中的钠会增加血管中的水分，导致血容量增加，因此摄入过量的钠会提高血压。建议先尝试将每日食盐的摄入量减少到6克左右，试着习惯清淡的饮食口味。

如果在更年期高血压刚出现的阶段就开始为维持正常血压水平而努力，那么更年期结束后血压的波动可能就会停止。

建议购买一个血压测量仪，养成自己在家测量和记录血压的好习惯。

专栏

4

阴道栓剂：恢复阴道润滑，缓解性交疼痛

雌激素能够让阴道内壁保持润滑。绝经后，阴道内壁会变得干燥，这种现象被称为“阴道干燥症”。这是由于雌激素的分泌减少，阴道里一种以雌激素为营养物质的乳酸菌——德得来因氏杆菌（Döderlein's bacillus）消失，导致阴道菌群失衡。此外，由于胶原蛋白减少，阴道的弹性和紧致度也会下降。在这种情况下，通过雌激素栓剂（参见本书第136页）来补充雌激素可以恢复阴道黏膜的润滑。这种方法不仅可以缓解性交疼痛，而且有助于预防绝经后容易发生的萎缩性阴道炎和萎缩性外阴炎。阴道内水分的增加也会提升位于前后位置的尿道和肛门的水分，进而提高免疫力。

第6章

人生发生重大改变！为绝经之后的生活做好准备

更年期后的生活小窍门

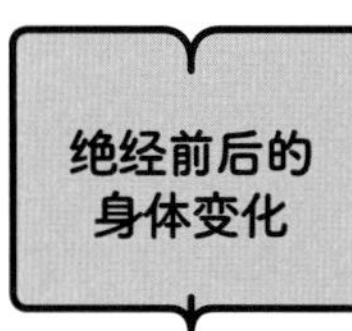

告别雌激素的保护，迈入新的人生阶段

50 岁后女性身体和易患疾病的变化

更年期是指绝经前后卵巢功能逐渐停止的约10年时间。前文中描述的更年期症状在绝经前后的3～4年会表现得特别明显。

这是因为卵巢分泌的雌激素逐渐减少，身体需要逐渐习惯这种状态。换句话说，更年期就是一段准备时期，为了迎接此后失去雌激素保护的新生活。

在绝经前的过渡时期，卵巢功能开始下降，受下丘脑控制并参与激素分泌的自主神经系统平衡失调，从而带来各种问题。女性在绝经后，因雌激素分泌迅速减少而引起的各种症状虽然会得到缓解，但同时也会面临因雌激素缺乏而接连出现的新问题。

换句话说，女性的身体在40岁之前一直受到雌激素的保护，当临近更年期时骨骼和肌肉会出现明显的衰退，致使女性更容易患上动脉硬化、高血压、高脂血症和糖尿病等生活方式疾病。

此外，女性在这段时期骨密度也会迅速下降，这会导致全身骨骼变脆，即使受到轻微的冲击也容易发生断裂。骨质疏松症的患病风险增加也是绝经后会发生的情况之一。

全身肌肉力量的下降会导致体态变差，例如出现驼背等。此外，全身关节也会变得更加僵硬，很多人会遭受发生于膝关节和髋关节的慢性疼痛。

2014年，国际上相关学者提出了“绝经生殖泌尿综合征”的概念。这意味着大多数人在更年期前后都会出现下半身的不适症状。

日本女性的平均预期寿命是87.45岁，但据估计，今后的平均预期寿命会增长至91.3岁。

从50岁开始，女性的健康便不再受到女性激素的影响，而是依赖于个人的努力和日积月累的生活习惯。

所以，为了能够健康地享受晚年生活，让人生变得更美好，现在就要开始积极地采取措施，在绝经后更加积极地面对生活。

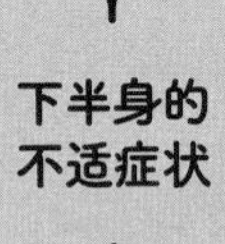

绝经后发生率骤增的绝经生殖泌尿综合征

三大烦恼：尿失禁、盆腔脏器脱垂和性交疼痛

在绝经前后，越来越多的女性会受到尿失禁、子宫脱垂以及由阴道萎缩、阴道干燥导致的性交疼痛等不适症状的困扰。然而，大多数女性都在默默地忍受这些烦恼而不去医院就诊，因为她们认为这些问题“很羞耻”。

这些在围绝经期频繁出现的症状在医学上曾经被视作老年性阴道炎，并且认为其出现“随着年龄的增长不可避免”。现在，这些症状被统称为绝经生殖泌尿综合征（GSM），在妇科和泌尿科都可以进行治疗。

引起GSM的因素包括雌激素减少导致的肌肉和皮下组织萎缩、分娩造成的盆底损伤（如难产或多胎等情况）以及遗传因素等。

盆底位于躯干的最低位置，由肌肉、韧带、皮下组织和神经组成，从身体下方支撑着内脏器官。盆底肌（参见本书第3章）是交叠于盆底的肌肉群的总称，正式名称是“封闭骨盆底的肌肉群”。

小心！在不知不觉中发生的盆腔脏器脱垂

正常女性的盆底肌

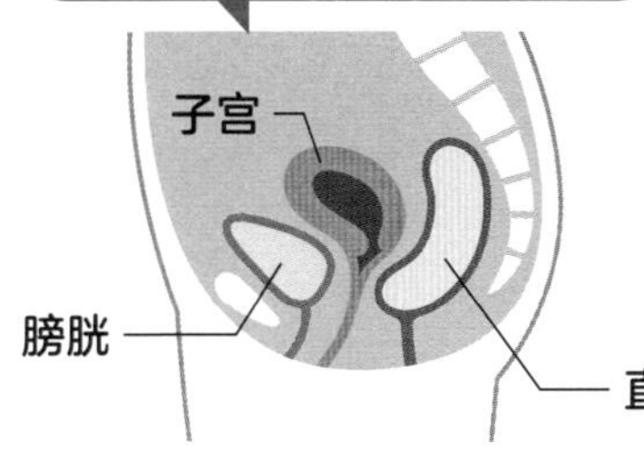

人年轻时，盆底肌能为膀胱、子宫和直肠等器官提供良好的支撑。分娩、衰老、肥胖或慢性便秘对盆底肌产生的压力可能会导致盆腔脏器脱垂，但这一情况往往可以通过调整生活习惯而得到改善。

膀胱脱垂

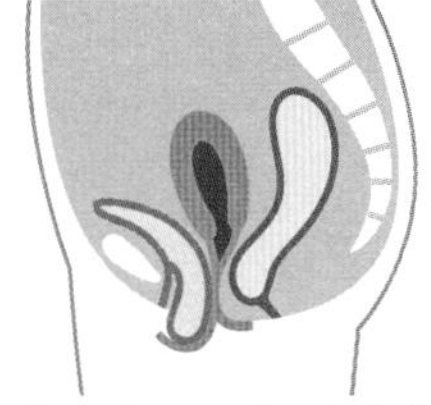

膀胱脱垂是指膀胱突出于阴道前壁，易导致尿不尽和膀胱炎。

直肠脱垂

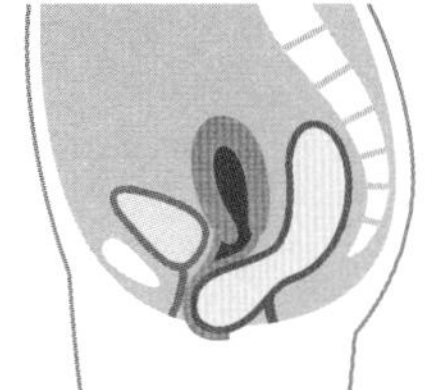

直肠脱垂是指直肠突出于肛门外，主要原因是排便时用力过猛。

子宫脱垂

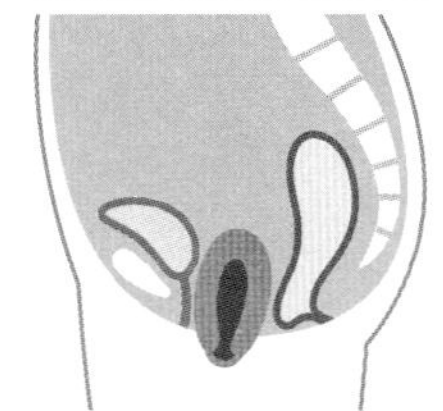

子宫脱垂是指子宫脱垂出阴道外，在腹部受到压力时更有可能发生。

阴道脱垂

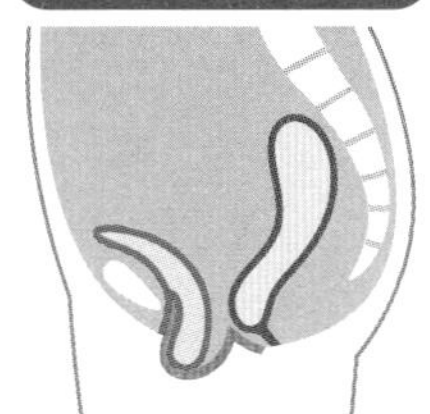

阴道脱垂是指手术切除子宫后，阴道的前后壁脱垂。

小肠脱垂

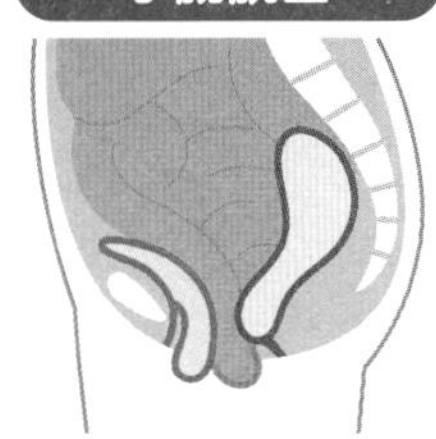

小肠脱垂是指手术切除子宫后，小肠位置降低，脱垂出阴道外。

在女性年轻时，雌激素有助于维持盆底肌的肌肉量，使得盆底肌能够紧密支撑着脏器。然而，随着更年期后雌激素分泌的减少，盆底肌就会萎缩并变得松散。

此外，分娩时间过长、频繁生育、排便时用力过度以及由于肥胖导致内脏脂肪增加等因素也会提升GSM的患病风险。

盆腔内的器官从前到后依次是膀胱、子宫、直肠，通常情况下，这些器官会被盆底肌群牢固支撑从而维持在原位，不会下垂。

本应位于盆底内的器官由阴道口脱出被称为盆腔脏器脱垂，这会给在骨盆下方起支撑作用的盆底肌群造成压力，会导致盆底肌变得松弛或出现损伤。

最常见的脏器脱垂有膀胱脱垂、直肠脱垂和子宫脱垂，除此之外，也有多个器官同时脱垂的情况。如果在打喷嚏时出现了尿失禁，以及由于拉伸等运动导致腹压增高或坐下来时感到下体不适，那么盆底功能很可能正在减弱。

每到夜晚，腹股沟部位出现不适感或异物感也是这种疾病的一个特征。

可以通过下一页的检查表来自行检测一下盆底肌的松弛程度，一起来看看吧！

盆底肌松弛度的检查表

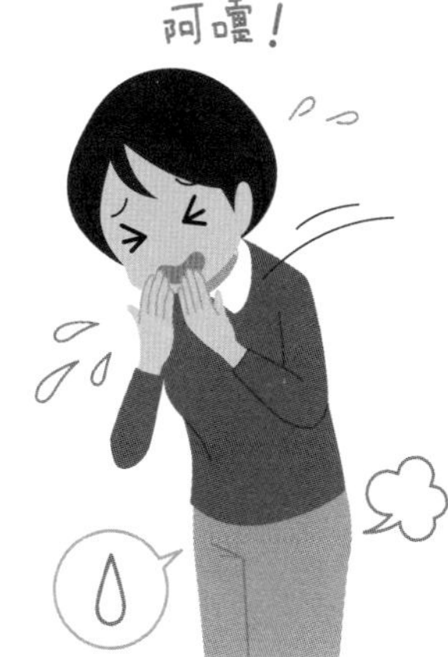

- □ 打喷嚏时，有时会漏出一点儿尿液或放屁
- □ 在运动或进行拉伸时，感到有空气从阴道内排出
- □ 阴道内会排出空气，发出有节奏的声响

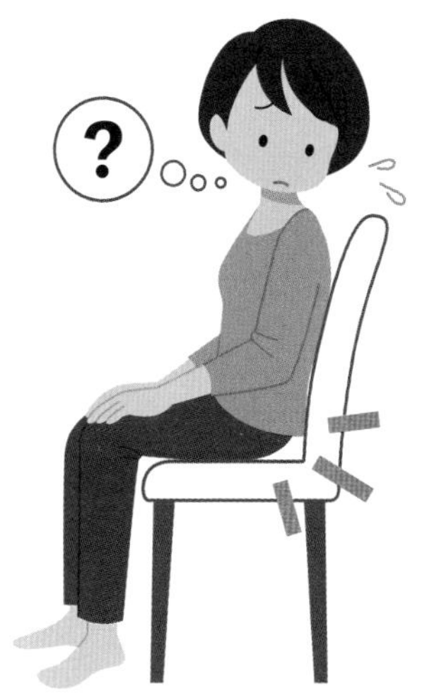

- □ 泡澡后，起身时感到有水从阴道流出
- □ 坐到椅子上时，出现仿佛有东西撞到了椅面的奇怪感觉
- □ 坐在自行车座上时感到疼痛或不适
- □ 晚上有时会感觉腹股沟处有异物感

只要符合以上情况中的任意一种，就有可能是出现了盆底肌松弛。

如何治疗严重影响生活的尿失禁和尿频问题

通过改善生活方式、调整身体来呵护盆底肌

泌尿系统问题在中老年人群中相当常见。数据显示，44%的40岁及以上的女性都有尿失禁的经历。当出现尿失禁、尿频和其他泌尿系统问题时，有些女性会因为对上厕所这件事感到焦虑而不想出门，有些人甚至需要使用尿不湿。除此之外，有些女性还会出现在夜间多次起夜去卫生间等情况，这会引发失眠，还会大大降低生活质量。

这些泌尿系统问题通常是由盆底肌松弛引起的。

根据病因，尿失禁可大致分为“压力性尿失禁”和“急迫性尿失禁”两种。

通常情况下，当膀胱中的尿液积累到一定程度时，膀胱就会根据大脑的指令，收缩平滑肌将尿液推出。这时，位于盆底处、负责牢牢关闭尿道口的尿道括约肌会松开尿道口，使尿液在压力下排出。

压力性尿失禁是尿道口附近肌群弱化的表现。当腹部受到咳嗽、打喷嚏或跳跃等动作的冲击时，尿道口就会打开，导致尿液不自主地流出。

另一方面，急迫性尿失禁是指膀胱并没有充满尿液，但患者却出现突如其来的强烈尿意，甚至无法及时去厕所，从而导致尿液漏出。

在这种情况下，膀胱处于一种过度收缩、过度活动的状态，往往会伴随着频繁的排尿。除了盆底肌松弛以外，可能还会有其他因素导致膀胱过度收缩，例如体形、基础疾病以及生活方式等。

进入更年期后，以上两种情况都会出现的混合型症状是最常见的。建议除了通过瑜伽（参见本书第3章）来强化盆底肌群以外，还可以：①养成良好的生活习惯来保持适当的体重；②治疗便秘，避免排便时过于用力；③避免突然搬运重物。

在日常生活中一定要注意正确“使用”自己的身体，避免给盆底肌造成额外的压力。例如，在站立状态下需要捡起地上的物体时，应当弯曲膝盖和髋关节，先蹲下再低头捡物。这是因为站立状态下突然弯曲腰部会造成腹部压力升高。

排便时也是如此，如果坐下时身体斜靠在马桶盖上，也会造成腹部压力升高，损害盆底肌。因此在坐下后，应将上半身向前倾斜，将双手放在膝盖上，缓慢呼吸，这样可以放松参与排便的盆底肌群，使排便更加顺畅。

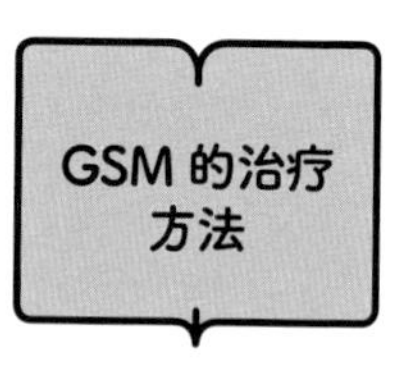

不要放任不管，在发病初期就要主动接受治疗

呵护下半身十分重要

以前，阴道相关问题主要在妇科进行治疗，盆底区域的泌尿系统问题主要在泌尿科进行治疗。为了更好地进行整体治疗，日本近年来出现了专门治疗女性问题的科室，如女性泌尿科（泌尿妇科门诊）等。如果出现了这些方面的问题，务必先咨询医生。

女性泌尿科是专门针对女性泌尿问题的门诊科室，主要治疗盆腔脏器脱垂和压力性尿失禁。

尿失禁的治疗通常基于漏尿的程度、频率以及痛苦的程度来进行。在不同的治疗阶段，也有不同的治疗方案可供选择。

尿失禁和尿频症状最常见的治疗方法是使用治疗膀胱过度活动症的药物，以及在专业物理治疗师的指导下进行盆底肌肉训练。

最常见的药物治疗是使用抑制膀胱的异常收缩和扩张膀胱的药物。还有一些方法，例如尿失禁悬吊手术等。

另一方面，可以通过使用阴道保湿凝胶、润滑液、阴道雌激素栓剂和口服药物等措施缓解性交疼痛。此外，还有部分医疗机构会提供针对阴道干燥和萎缩的治疗，如通过使用二氧化碳激光照射阴道内部和外阴，从而起到滋润和收紧阴道的作用。

除了对症治疗外，建议在绝经后注意下半身的自我护理。

养成在洗澡后用手指检查阴道是否干燥或萎缩的习惯，这样可以在出现异常的最初阶段发现问题。此外，注重外阴区域的护理也能在一定程度上改善阴道干燥和萎缩等症状。

定期自我检查身体状况，好好保护自己的健康吧！

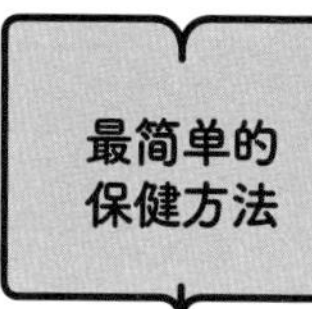

多走路，以每天走 8 000 步为目标

短时间的健步走也可以！这是最适合老年人的散步方式

记住，运动对维持绝经后的身体状态非常重要。

让锻炼成为一种习惯，能够极大地延长人们的健康预期寿命。

健康预期寿命是指一个人在不需要他人护理的情况下可以独立生活的年限。日本女性的健康预期寿命约为74岁，比平均健康预期寿命少10年以上。

由于肌肉、骨骼和关节问题是导致健康预期寿命较低的主要原因，因此通过定期锻炼来强化骨骼、关节和肌肉是非常有必要的。

锻炼的方式除了瑜伽（参见本书第3章），也可以考虑其他有氧运动，如散步、游泳、跳绳和慢跑等。同时也要加入肌肉训练，如深蹲。

其中，散步是最简单和最容易坚持的运动方式之一，下面是关于如何通过散步来获得最大健康益处的几点建议。

研究结果显示，各年龄段人群最理想的步数为：65岁以下人群每天8 000步，65岁以上人群每天7 000步。每日平均步数达到7 000～8 000步即可，如果某天时间充足，也可以多走一些路来“储蓄”步数。每周的总步数目标定为50 000～60 000步会比较合适。

走路时，在身体状况允许的范围内也可以尽量加快步伐。

建议以呼吸稍感急促，但仍然可以边走边说话的速度进行散步。最理想的是每10分钟内走1 000步左右。

此外，步行也不一定要连续长时间进行，可以分多次，每次走较短的时间，再累计总步数。有研究表明，一天内进行3次、每次10分钟的散步与一次连续走30分钟的散步相比，对健康的影响并没有明显区别。因此，可以利用工作和家务之间的空隙，经常活动身体，增加步数。也可以通过走楼梯代替乘电梯，或坐地铁时提前一站下车步行到目的地等方式来增加自己的活动量。坚持适度运动有助于人体维持正常的血糖水平，可以预防和改善肥胖，提升体内“好”胆固醇的水平以及预防生活方式疾病。

通过改善饮食、睡眠和运动等生活习惯，接受激素替代疗法或其他治疗方法，女性可以让自己在50～80岁这30年的生活变得更加充实，为“百岁人生”做好准备。

后记

作为一名妇产科医生、运动医生和企业医学顾问，我接触过很多女性患者。我发现女性的忍耐和要强往往会给自己带来很大的痛苦，而我们自己几乎没有意识到这一点。

当我们感到不舒服的时候往往会选择忍耐。“总有一天会好起来的”“我不是唯一一个有这种痛苦的人”“又没有发烧，请假好像有点儿难”——我们很容易产生很多心理负担，结果在不知不觉中情况变得越来越糟。

在现实中，身边的人往往难以理解女性遭遇的更年期问题。

在职场上，男性职工较多，而女性职工的年龄大多为20～30岁或者40岁出头，此时她们还没有进入更年期。没有亲身经历的人，可能很难理解更年期会给女性带来怎样的不适。

随着现代女性开始同时肩负工作、育儿、照顾家庭成员等多种任务，无论在社会还是在家庭中开始承担越来越多的责任，相信有越来越多的女性会意识到今后最好的生活方式是“不要总是忍耐，要为自己而活”。

如果你感到身体不适，不要一直忍耐，应该多获取有用的信息，积极尝试不同的方法，要有“享受自己应该享受的福利”的底气。

绝经以后，女性的生活将进入一个平静且稳定的时期，不再受到女性激素波动的影响。人生的不同阶段是相互关联的，二三十年后的你是由现在的生活方式决定的。吃什么食物、怎样锻炼身体、如何保持健康睡眠以及你所做的一切都将决定自己未来的样子。不需要每天都做到完美，可以先从力所能及的事情开始。

作为一名女性妇产科医生，最幸运的事情莫过于我可以亲身实践不同的治疗方法并把经验与心得分享给大家。我把尝试过、发现有效的专业知识以及对读者们的嘱托都寄托在了这本书中。

我希望这本书能够成为你走上理想人生之路的一盏明灯，帮你活出闪亮的自我，勇敢向前。

高尾美穗

图书在版编目（CIP）数据

你好呀，更年期 / (日) 高尾美穗著 ; 潘姝臻译
. -- 成都 : 四川科学技术出版社, 2024.10（2025.2 重印）
ISBN 978-7-5727-1348-4

Ⅰ. ①你… Ⅱ. ①高… ②潘… Ⅲ. ①女性—更年期
—保健 Ⅳ. ①R711.75

中国国家版本馆 CIP 数据核字 (2024) 第 096847 号

ICHIBAN SHINSETSUNA KONENKI NO KYOKASHO by Miho Takao
Copyright © Miho Takao, 2021
All rights reserved.
Original Japanese edition published by Sekaibunka Books Inc., Tokyo.

This Simplified Chinese language edition is published by arrangement with
Sekaibunka Holdings Inc., Tokyo in care of Tuttle-Mori Agency, Inc., Tokyo.

本书中文简体版权归属于银杏树下（上海）图书有限责任公司
著作权合同登记号 图进字：21-2024-014

你好呀，更年期
NIHAOYA，GENGNIANQI

［日］高尾美穗 著　　潘姝臻 译

出 品 人　程佳月　　选题策划　银杏树下
营销编辑　鄢孟君　　出版统筹　吴兴元
责任编辑　唐晓莹　　编辑统筹　王 頔
助理编辑　王 芝　　特约编辑　舒亦庭
责任出版　欧晓春　　装帧设计　墨白空间 · 黄怡祯
出版发行　四川科学技术出版社
地址：成都市锦江区三色路 238 号　邮政编码：610023
官方微博：http://weibo.com/sckjcbs
官方微信公众号：sckjcbs
传真：028-86361756

成品尺寸　143 mm × 210 mm　　印　张　7
字　　数　140 千　　印　刷　嘉业印刷（天津）有限公司
版　　次　2024 年 10 月第 1 版　　印　次　2025 年 2 月第 2 次印刷
定　　价　58.00 元

ISBN 978-7-5727-1348-4

邮　购：成都市锦江区三色路 238 号新华之星 A 座 25 层　邮政编码：610023
电　话：028-86361770

■ 版权所有　翻印必究 ■